© Verlag Zabert Sandmann
München
1. Auflage der überarbeiteten Neuausgabe 2006
ISBN (10) 3-89883-162-0
ISBN (13) 978-3-89883-162-8

Redaktion Iris Eisenbeiß, Karen Guckes-Kühl

Graphische Gestaltung Georg Feigl

Illustrationen Mathias Voelchert

Fotos Buchumschlag Werner Heiber

Herstellung Karin Mayer, Peter Karg-Cordes

Lithographie Christine Rühmer

Druck und Bindung Zanardi Group, Italien

Nicola Sautter

Mein welleat-Konzept

ZABERT SANDMANN

Inhalt

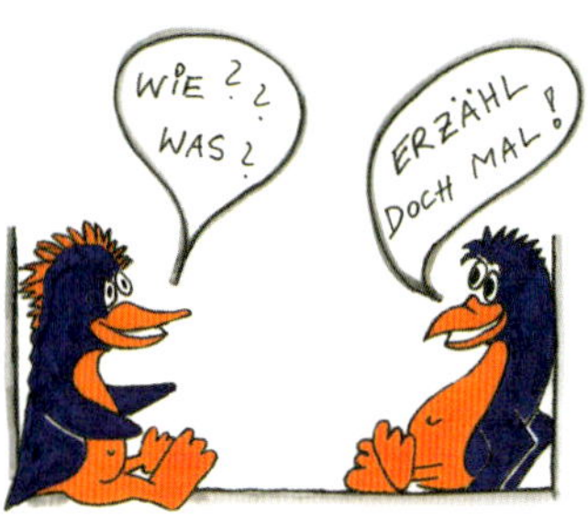

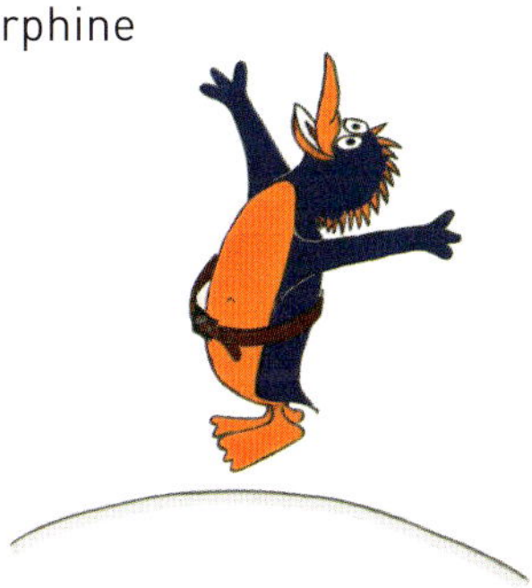

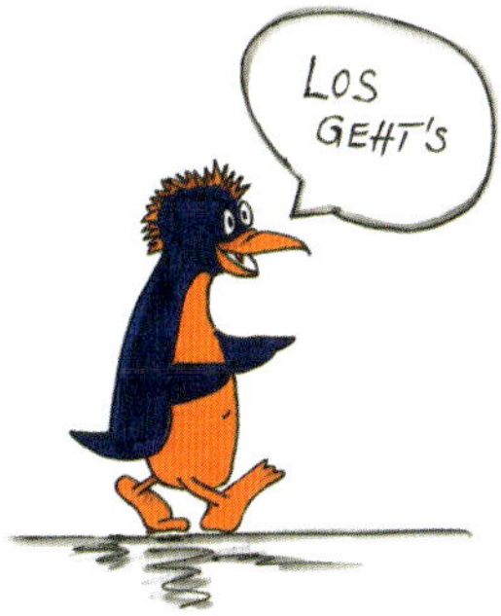

LOS GEHT'S

Liebe Leserin, lieber Leser,

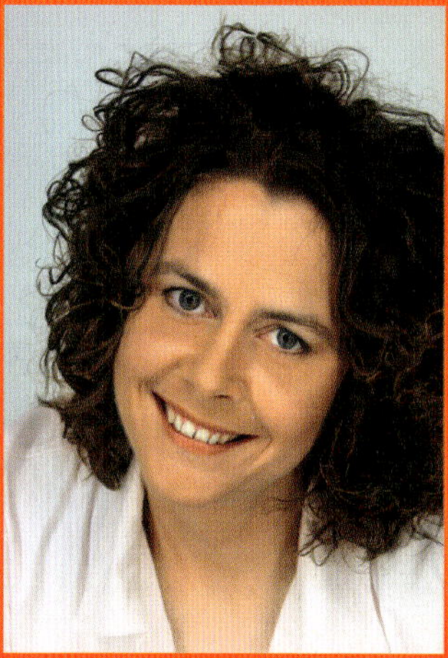

die Wartezimmer der Ärzte bei uns sind voll mit Patienten, die über Bauchschmerzen, depressive Verstimmungen, chronische Rückenschmerzen und ständige Müdigkeit klagen. Immer größer wird auch die Zahl derjenigen, die unter einer Lebensmittelallergie leiden. Ich beobachte nun schon seit 14 Jahren diese Leiden, von denen die wenigsten in den Arztpraxen gelindert werden. Oft werden nur die Symptome bekämpft, und es wird viel zu wenig nach den Ursachen geforscht. Dabei beruhen die meisten dieser Beschwerden schlicht auf einer falschen Ernährung.

Was viele heute nicht mehr wissen: Die Nahrung ist die stärkste Medizin, die die Natur zu bieten hat. Wir müssen wieder lernen, an die Kraft der Nahrung zu glauben – an das, was in anderen Kulturen fest verankert ist. Mit der richtigen Ernährungsweise lassen sich Krankheiten lindern und sogar heilen, denn jede Mahlzeit wirkt in unserem Körper. Durch die Art der Nahrungsmittel, die wir täglich zu uns nehmen, können wir selbst etwas für uns tun. Wir können unser Wohlergehen beeinflussen, wir können steuern, wie fit und belastbar, wie gesund, schlank und zufrieden wir sind.

Mit meinem welleat-Konzept biete ich Ihnen einfache Lösungen, wie Sie durch die richtige Kombination von Kohlenhydraten, Eiweiß und guten Fetten körperliche und geistige Maxi-

malkraft entfalten können, um sich wieder wohl zu fühlen und auf Dauer gesund zu bleiben. Und was für Sie ganz entscheidend ist: welleat lässt sich ideal im Alltag umsetzen. Mir geht es darum, Ihnen auf einfache Weise zu vermitteln, welcher Zusammenhang zwischen Nahrung, Wohlbefinden und Gesundheit besteht. Das hormonelle Gleichgewicht spielt hier eine wichtige Rolle, und dieses gilt es, wiederherzustellen. Natürlich ist richtige Ernährung nicht eine Lösung für alle Beschwerden, deshalb beschäftigt sich welleat auch mit Trinken, mit Bewegung und mit dem richtigen Umgang mit Stress.
Gerade wenn Sie Gewichtsprobleme haben oder an scheinbar unerklärlichen Symptomen leiden, wird es Zeit, Selbstverantwortung für Körper, Geist und Seele zu übernehmen, einen eigenen Weg zu finden und nicht mehr auf Lösungen von anderen zu bauen. Folgen Sie Ihrer inneren Stimme, spüren Sie in sich hinein. Wenn der Wille stark wie ein verwurzelter Baum ist, macht man sich auf den Weg.
Viele Erkrankungen entstehen nicht von heute auf morgen, sie entwickeln sich nur langsam – der Nährboden sind schlecht versorgte Zellen in unserem Körper. Wenn Sie welleat umsetzen, leisten Sie einen großen Beitrag, dass Ihre Zellen optimal mit Nährstoffen, Sauerstoff und Wasser versorgt sind. Packen Sie es jetzt an!
Ich wünsche Ihnen viel Erfolg und Spaß dabei!

Herzlichst,
Ihre
Nicola Sauter

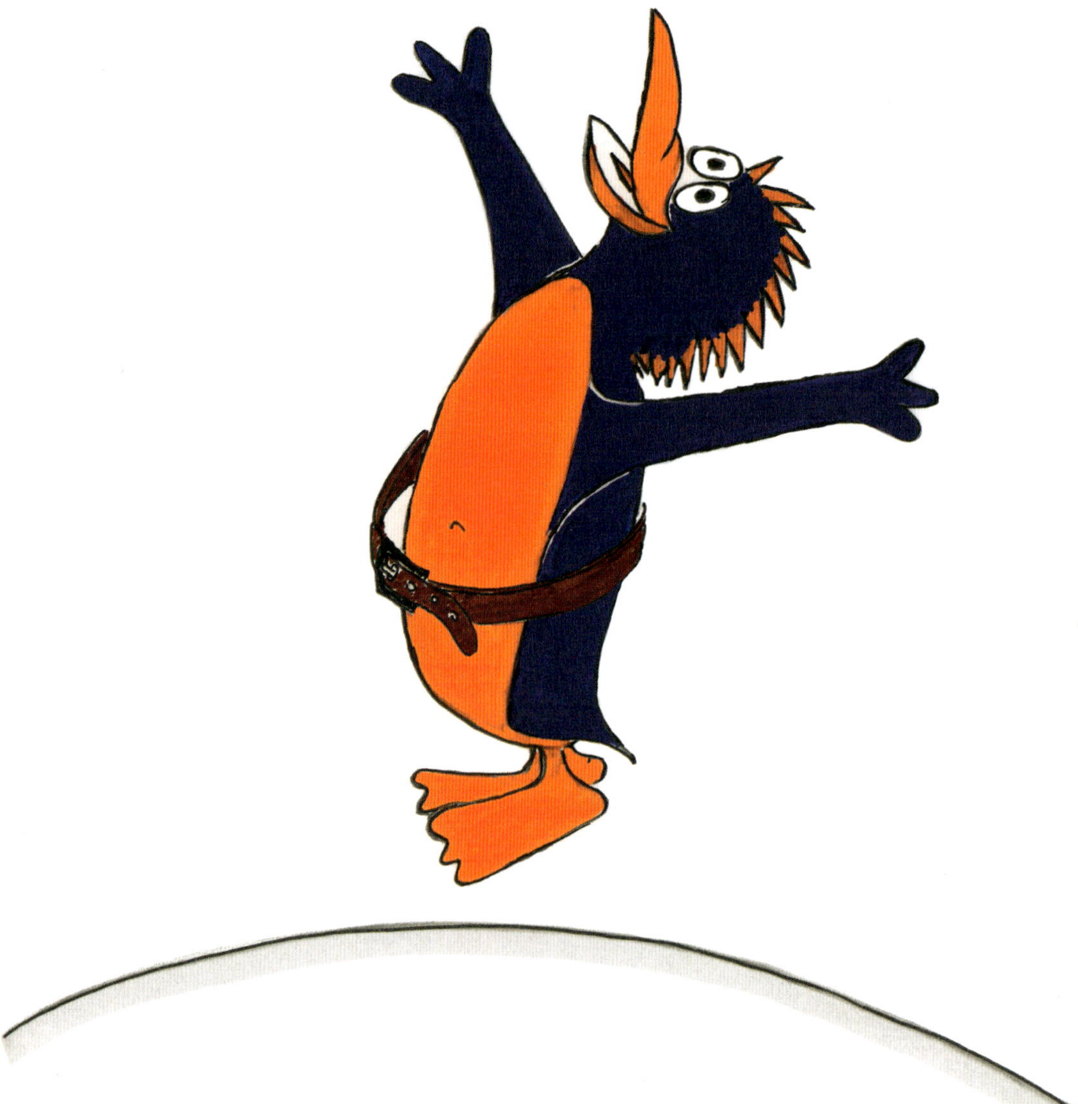

Gesunde Ernährung – was ist das?

Wir ernähren uns doch scheinbar so vernünftig. Warum fühlen wir uns dann trotzdem häufig schlecht? Irgendetwas stimmt da nicht. Warum die gängigen Ernährungsregeln oft nicht richtig sind und welche Zusammenhänge es zwischen Nahrung, Wohlbefinden und Gesundheit tatsächlich gibt.

Zeit zu handeln

Fast täglich gibt es zum Thema Ernährung eine neue Meldung in der Presse. Was gesunde Ernährung aber tatsächlich ausmacht, ist vielen hingegen gar nicht klar. Meine Freundin fragte mich zum Beispiel: »Wie kann es sein, dass ich immer weniger esse, trotzdem nicht abnehme, und wenn ich mal etwas mehr esse, sofort zunehme? Außerdem habe ich andauernd Bauchweh oder Kopfweh. Ich befinde mich in einem Kreislauf von Hungern, Essen, schlechtem Gewissen und wechselnden körperlichen Beschwerden. Ich habe Angst, dass das immer so bleibt. Und meistens verstehe ich nicht, warum es mir zwischenzeitlich nicht gut geht. Das ist für mich keine Lebensqualität: ständig hungern zu müssen, ein schlechtes Gewissen beim Essen und zugleich Schmerzen zu haben oder mich dick zu finden.« Ich fragte sie, wie sie sich denn ernähre. »Total gesund! Ich esse morgens Müsli, mittags Kartoffeln oder Reis mit Gemüse, Nudeln mit Tomatensoße und abends Vollkornbrot mit Käse. Ich esse auch kaum Fleisch.« Das hört sich auf Anhieb ja ganz gut an, vor allem ist das die »gesunde« Ernährung, die allgemein propagiert wird. Und: Gewichtsfrust und Schmerzen trafen auch auf mich zu. Ich hatte lange keine Erklärung dafür, und das hat mich sehr beschäftigt. Es war genau das Thema, das mich seit so vielen Jahren begleitete und bei dem ich nicht weiterkam.

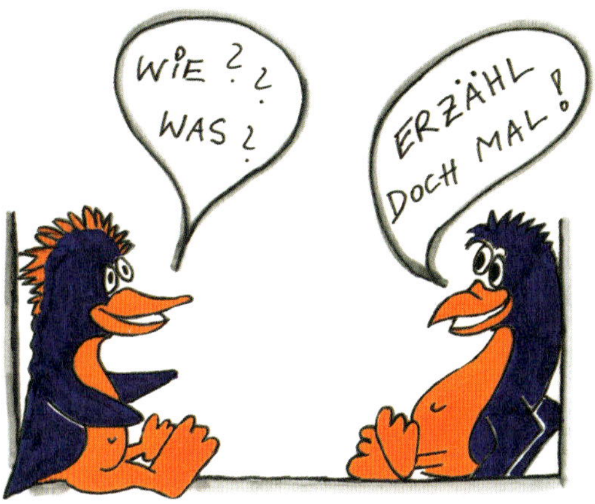

Eigene Erfahrungen mit Schmerzen

Ich litt seit Jahren unter chronischen Schmerzen in Bauch und Rücken, hatte manchmal starke Kopfschmerzen mit Übelkeit, alle paar Monate einen »Hexenschuss« und jahrelang schon Durchfall – kein

Arzt oder Therapeut konnte mir helfen. Ich habe fast jede nur erdenkliche Untersuchungsmethode über mich ergehen lassen, von Kernspintomographie über Röntgen und diversen Blutuntersuchungen bis zur Magenspiegelung – ohne Erfolg, die Ursache der Schmerzen wurde nicht gefunden. Ein Arzt sagte, es sei psychisch, da könne man nichts machen, ein anderer steckte mir Dauerakupunkturnadeln in den Rücken, die mich bei jeder Bewegung schmerzhaft an meine Schmerzen erinnerten. Ein weiterer diagnostizierte eine Eiweißallergie, was mich sehr viel Kraft gekostet hat. Nach dem Lesen dieses Buches werden Sie verstehen, wie es einem gehen kann, wenn man komplett auf Eiweiß verzichten muss.

Schlank heißt nicht dünn oder dürr, obwohl uns das heute als Idealzustand vermittelt wird. Ich meine mit schlank: ein gesundes Normalgewicht, mit dem man sich körperlich wohl fühlt.

Die Schmerzen blieben und brachten mich manchmal zur Verzweiflung. Ich versuchte, meine Rückenmuskeln aufzubauen, denn ich hatte durch meine langjährige Karriere als Handballerin einige Bandscheibenvorwölbungen in der Wirbelsäule. Doch meine Muskeln wollten nicht – es tat noch mehr weh.

Trotz einer »gesunden« Ernährung hatte ich ständig Gewichtsprobleme und Essstörungen in Form von andauerndem Hungern. Obwohl ich regelmäßig fastete – der ewige Kampf mit der Waage blieb. Ich habe nahezu jeden neuen Trend ausprobiert, doch der Erfolg stellte sich nicht ein, und ich hörte wieder auf. Nie kam mir die Idee, ein Buch zu schreiben, denn es gab nichts Positives über das Thema Ernährung und Schmerzen zu berichten. Das ist jetzt anders: Es gibt viel Gutes zu berichten, von mir und meinen Patienten.

So sieht es heute aus

Ich sitze hier, schreibe dieses Buch – und bin meistens schmerzfrei, schlank und satt. Ich fühle mich leichter, belastbarer und kreativer. Mit großem Erfolg mache ich Entspannungsübungen oder Sport, und ich baue Muskeln auf. Denn mein Körper ist so gut ernährt, dass Schäden am Bewegungsapparat durch Überlastung aufgefangen oder abgemildert werden. Die Erklärung: Ein optimal ernährter Körper braucht nicht zu hungern, um ein angemessenes Gewicht zu haben, und gut ernährte Muskeln sind nicht verspannt, können trainiert werden und tun nicht weh. Endlich!

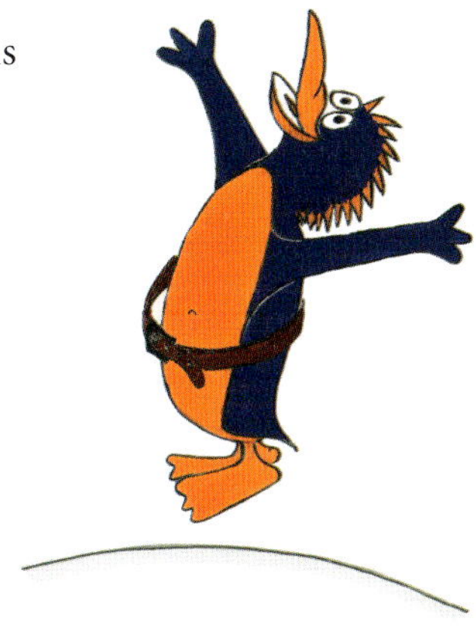

Die Mischung macht's

Wir müssen wissen, wie wir uns richtig ernähren, damit wir die Nährstoffe bekommen, die wir brauchen. Beim Essen geht es um weit mehr als nur um die Aufnahme von Kalorien. Das können Sie am eigenen Leib spüren. Probieren Sie es einfach aus! Ich möchte Ihnen Mut machen, nicht aufzugeben, denn es gibt bestimmt auch für Sie einen Weg aus dem Gewichtsfrust, weg von Schmerzen und gesundheitlichen Beschwerden. Lesen Sie dieses Buch und probieren Sie es aus. Sie können selbst am meisten für sich tun!

Irgendetwas stimmt da nicht

Wir ernähren uns doch so gesund – mit Obst, Gemüse, Nudeln oder Vollkornprodukten. Warum müssen wir dann trotzdem auf eine ständig schwankende Zahl auf der Waage achten? Und nicht nur das: Warum fühlen wir uns an manchen Tagen unschlagbar fit, geistig klar und körperlich einfach in Topform, an anderen aber, als hätte uns jemand die olympischen Ringe unter die Augen implantiert – wir fühlen uns einfach schlecht. Irgendwas stimmt da nicht. Viele sind ernährungsbewusst, essen gesund und sind trotzdem dick oder haben irgendwelche unerklärlichen Zipperlein oder auch schon manifeste Erkrankungen. Was ist da los? Natürlich kann man die Ernährung nicht als die Lösung all seiner Probleme sehen oder gar denken, man könne seinem Karma entfliehen. Die Aufgabe, die jeder in seinem Leben hat, bleibt dieselbe. Aber ich kann Ihnen versprechen: Es ist einfacher, seine Lebensaufgabe zu erfüllen, wenn Körper und Geist gut ernährt sind und Sie leichteren Schrittes, schwungvoller und mit ruhigem Verstand den Dingen entgegenschauen.

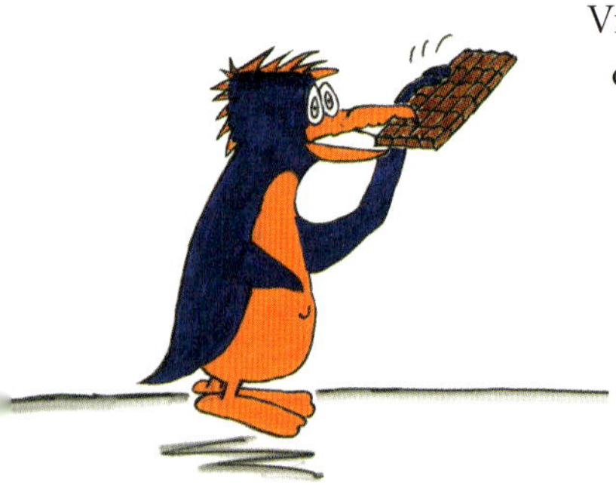

Meine Suche nach der Lösung

In den letzten Jahren habe ich mit vielen Ärzten, Heilpraktikern, Körper- und Psychotherapeuten gesprochen, weil ich immer mehr wissen wollte und mich eine Information zur nächsten führte. Ich habe in Wartezimmern bei Ärzten nachgeschaut, ob es eine Fachlektüre gab, die ich noch nicht kannte, und habe gehofft, eine Lösung für Schmerzen und Gewichtsprobleme zu finden und dadurch letztendlich mir und meinen Patienten zu helfen. Ich habe unendlich viele Bücher gelesen über Ernährung, Medizin, alternative Medizin, systemische Psychotherapie, Traumatherapie, habe nahezu alles ausprobiert und hatte doch immer nur Teilerfolge – bei mir wie auch bei meinen Patienten. Nicht, dass diese Therapien nicht sinnvoll wären, aber es fehlte mir immer irgendetwas. Schließlich kann eine Physio- oder Psychotherapie nur so gut sein, wie der Patient oder Klient es zulässt oder der Körper es verarbeiten kann. Therapie heißt Neuerung, und die schafft nur ein gestärkter Körper, der gut ernährt ist und sich im Fluss befindet.

Viele Ernährungsratgeber versprechen die Lösung für alle Ernährungsprobleme nach dem Motto: Wenn Sie dieses Buch gelesen haben, wird nichts mehr so sein wie vorher. Es wird so viel darüber geschrieben, nur hilft es kaum jemandem. Im Laufe der Zeit wurde mir klar: Da muss es etwas anderes geben, irgendetwas, das man sich erklären kann. Ich suchte weiter nach Lösungen und Antworten. Die Engel haben es gut mit mir gemeint und ließen mich zur richtigen Zeit am richtigen Ort sein. Ich traf die richtigen Menschen, fand informative Literatur und vertiefte meine Recherchen. Dabei habe ich erstaunliche Dinge über die Zusammenhänge zwischen Nahrung und unserem Befinden herausgefunden.

»40 Prozent der Bürger haben Übergewicht, weitere 20 Prozent schleppen sogar extremes Übergewicht mit sich herum«, so »Der Spiegel« am 17.10.04, »die Fettsucht ist zur Gesundheitsgefahr Nummer eins aufgestiegen.«

Die gängigen Ernährungsregeln sind falsch!

Die Regeln »Verzehren Sie viele Kohlenhydrate, wenig Eiweiß und kaum Fett« stimmen nicht mehr. Welche Folgen diese Richtlinien für uns haben, werden Sie verstehen, wenn Sie die hormonelle Reaktion des Körpers auf die Nahrung kennen (ab Seite 18). Letztlich werden wir dadurch immer dicker, bleiben es auch und entwickeln zudem Zivilisationskrankheiten wie Diabetes, Fettsucht, Herz-Kreislauf-Probleme und wechselnde Alltagsbeschwerden. Diese Zustände können uns müde, schlapp, lustlos und auch depressiv machen. Dann versuchen wir mit Diäten, selbst auferlegten Maßregelungen und vielen Besuchen beim Arzt, diesem Kreislauf zu entkommen – erfolglos, denn wir wissen einfach nicht, wie es genau funktioniert, damit es uns besser geht. Dabei könnte es so leicht sein, denn unsere Ernährung ist ein ganz wesentlicher Einflussfaktor für unser Wohlergehen.

Eigentlich weiß man ja, wie es geht, sich gesund zu ernähren – wie oft ich diesen Satz schon gehört habe. »Wie denn?«, lautete sofort meine Gegenfrage. »Na, du weißt schon: viel Gemüse und Obst, Kartoffeln, Nudeln, Vollkornbrot, kaum Fleisch und Fett.« »Nein«, war dann jedes Mal meine Antwort, »wenn das funktionieren würde, wären nicht so viele Menschen dick, krank oder total essgestört, da sie trotz ›gesunder‹ Ernährung ständig zunehmen und wieder abnehmen müssen, wieder zunehmen und wieder abnehmen ... und so weiter, und das mit angeblich gesunden Lebensmitteln, wie Kartoffeln, Nudeln, Vollkornbrot.« Fast jeder, der sich gesund ernähren möchte, hat diese Ernährungsrichtlinien im Kopf, und die meisten haben Probleme, ob mit Gewicht oder mit Gesundheit. Mit der bisher gültigen Ernährungspyramide funktioniert unser Stoffwechsel jedoch nicht, so können wir nicht schlank, körperlich und geistig gesund bleiben oder werden.

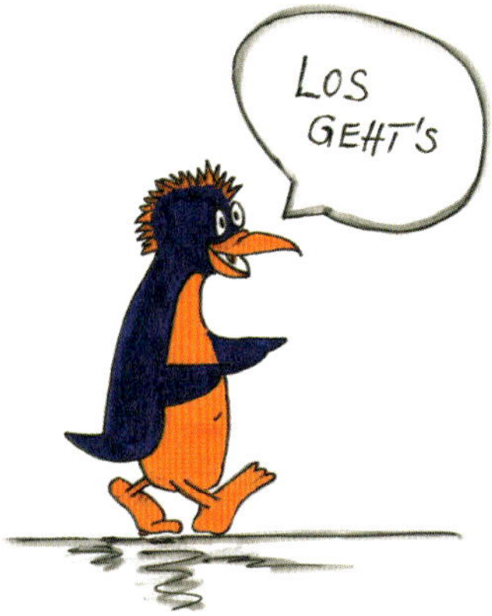

Unsere stärkste Medizin: die Nahrung

Im Laufe der Jahre habe ich Informationen darüber zusammengetragen, wie man Nahrung für sich nutzen kann, um einen bestmöglichen körperlichen und geistigen Zustand zu erreichen. Meine Erkenntnisse über die stärkste Medizin, die wir haben – unsere Nahrung – und deren tägliche Umsetzung haben mich reich belohnt. Nicht nur ich habe profitiert, auch meine Patienten: Die Auswirkungen auf Schmerzen, Gewichtsprobleme, Müdigkeit oder andere Probleme waren erstaunlich. Im Verlauf dieses Buches erfahren Sie, was alles durch unsere Nahrung beeinflusst wird.

Der Weg aus dem Diätenkarussell

Lesen Sie auf den folgenden Seiten, welche Informationen ich herausgefunden und gesammelt habe. Sie sind sensationell, denn sie bieten Erklärungen dafür, warum es vielen Menschen nicht so gut geht, wie es möglich sein könnte: warum wir nicht in bestmöglicher körperlicher und geistiger Verfassung sind, und dass wir uns an diesen Zustand schon fast gewöhnt haben, weil wir ihn nicht mehr anders kennen. Mein Buch zeigt einfache, leicht umsetzbare Lösungen, wie Sie aus diesem Kreislauf von Gewichtsfrust, Diäten und körperlichen und geistigen Missempfindungen herauskommen. welleat vermittelt Ihnen vor allem ein Verständnis dafür, wie Nahrung wirkt. Das halte ich für sehr wichtig, denn auf Dauer ist es unbefriedigend, wenn uns bloß gesagt wird, wie wir uns im Alltag richtig ernähren. Erst sollten wir verstehen, warum! Dann können wir das »Wie« auch leichter anwenden.

Das Ziel dieses Buches

Es ist mein Anliegen, Ihnen den Zusammenhang zwischen Nahrung, Wohlbefinden und Gesundheit aufzuzeigen und vor allem zu vermitteln, dass Sie mit einfachem Wissen selbst etwas für sich tun können. Sich richtig gesund zu ernähren ist nicht kompliziert. Meine Lösungen sind leicht umzusetzen und versetzen Sie in die Lage, Ihre körperliche und geistige Gesundheit selbst mitzugestalten und zu kontrollieren, um bestmögliche körperliche und geistige Maximalkraft zu erlangen und somit die Lebensqualität zu erhöhen. Das Wissen um die richtige Ernährung ist in der heutigen stressigen Zeit für die von Leistungsdruck getriebenen, gehetzten und vom Diätenwahn geplagten Menschen unentbehrlich. Damit können Sie im Beruf, im Alltag, in der Be- oder Erziehung besser bestehen – mit gestärkten Nerven, gesünder und schlanker. Es wird deshalb Zeit, dass wir einen Leitfaden bekommen, der übersichtlich, einfach und vor allem umsetzbar ist. Denn ein Körper, der gut ernährt ist, belohnt uns mit Höchstleistungen.

welleat in den USA

In den USA sind die Zusammenhänge, die ich in diesem Buch beschreibe, schon lange bekannt, beliebt und von Millionen erfolgreich umgesetzt. Das Wissen, das mein Buch vermittelt, beruht auf gesicherten Studien, die dort schon seit Jahren großen Erfolg und eine Vielzahl von Essbegeisterten gefunden haben.

Die Umsetzung in meinem Buch basiert auf eigenen Erkenntnissen und den Einsichten, die ich als Therapeutin mit meinen Patienten gewonnen habe. Sie finden Einblicke in meine 14-jährige Erfahrung als Körpertherapeutin, Neugierige und Forscherin aus Leidenschaft, denn nichts lässt einen mehr forschen als ein Leiden, das einen (fast) schafft.

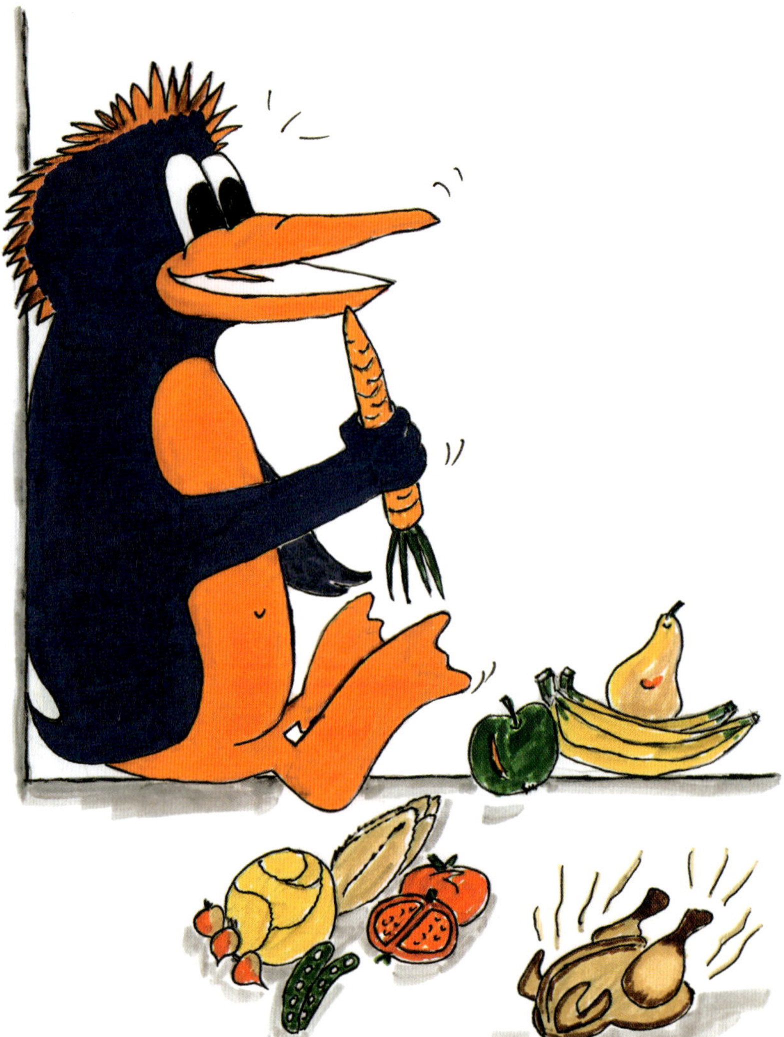

Was die Nahrung mit uns macht

Jeder Bissen, den wir zu uns nehmen, löst in unserem Körper sofort eine hormonelle Reaktion aus. Welche Hormone im Zusammenhang mit der Ernährung eine Rolle spielen und wie wir uns durch die richtige Zufuhr an Kohlenhydraten, Fetten und Eiweißen ins hormonelle Gleichgewicht bringen.

Hormone: die Hüter unseres Wohlbefindens

Wussten Sie, dass jeder Bissen, den wir zu uns nehmen, sofort eine hormonelle Reaktion im Körper zur Folge hat? Dies war schon der erste große Aha-Moment bei meinen Recherchen, denn es ist von unschätzbarem Wert, wenn man versteht, um welche Hormone es sich handelt und wie sie zu steuern sind, damit sie optimal in unserem Körper wirken. Essen stimuliert die Hormone und die Hormone stimulieren uns. Nahrung wirkt – bei jeder Mahlzeit.

welleat setzt die Nahrung so ein, dass ein günstiges Hormongleichgewicht erreicht wird, insbesondere der Hormone Insulin und Glukagon sowie der Häuptlingshormone, der Eicosanoide.

Es gibt geschätzte 4000 bis 6000 Hormone. 400 Hormone sind uns bekannt, 50 davon sind erforscht. Da ich Sie auch auf keinen Fall langweilen möchte, schreibe ich in diesem Kapitel nur über die Hormone, die im Zusammenhang mit der Ernährung für Sie wichtig sind. Weitere Hormone – für körperliche und geistige Maximalkraft, für Glück, erfüllten Sex, Zufriedenheit und Gesundheit –, die Sie selbst positiv beeinflussen können, finden Sie ab Seite 140. Sie steuern sie durch Nahrung und Bewegung, durch Gedanken, Taten und Gefühle. Das funktioniert wirklich, Sie werden es sehen.

Je nach Bildungsort im Körper unterscheidet man drei verschiedene Arten von Hormonen.

Hormone: die Botschafter im Körper

Hormone steuern alle Körperabläufe und Körperfunktionen, sie sind also maßgeblich daran beteiligt, wie wir uns körperlich, seelisch und geistig fühlen. Hormone sind Moleküle, die auf unterschiedlichen Wegen, etwa durch das Blut oder über die Nerven, zu den Zellen gelangen, jeweils an einen Rezeptor passen und der Zelle ihre entsprechende Arbeitsanweisung geben.

1. Endokrine Hormone

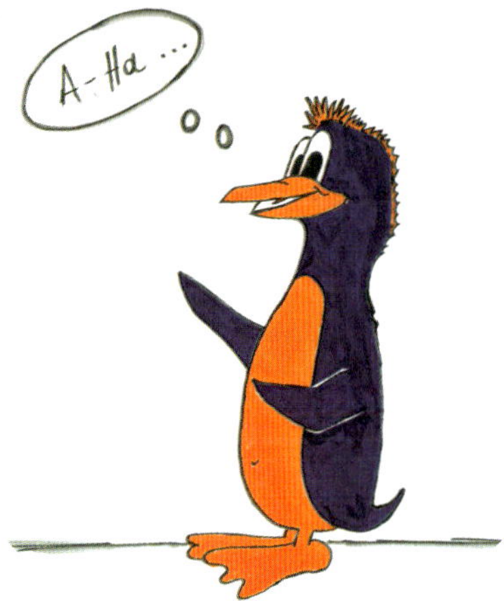

Sie werden in Drüsen gebildet, wie beispielsweise in der Bauchspeicheldrüse und der Nebenniere, gelangen in die Blutbahn und erreichen über diese ihr Zielorgan. Beispiel: Insulin und Glukagon, Cortisol, Wachstumshormon, Schilddrüsenhormone, Östrogen und Testosteron. Die übergeordnete Kommandozentrale für die Ausschüttung dieser Hormone ist der Hypothalamus, eine Drüse in der Mitte des Gehirns. Der Hypothalamus erhält vom zentralen Nervensystem laufend Updates über Temperatur, Blutdruck und alle Hormonspiegel, und er reagiert dementsprechend mit Signalen zur Ausschüttung der benötigten Hormone.

2. Parakrine Hormone

Diese Hormone werden über kurze Distanzen ausgeschüttet, z. B. vom Hypothalamus an die Hypophyse – einer kirschkerngroßen Drüse, die direkt mit dem Hypothalamus verbunden ist. Sie kommen nicht im Blut vor. Sie benutzen Nerven als Wege. Beispiel: Melatonin, Serotonin.

3. Autokrine Hormone

Sie sind die Urhormone, da sie die kürzeste Distanz an Informationsübertragung zu absolvieren haben – nämlich von Zelle zu Zelle in der direkten Nachbarschaft. Autokrine Hormone sind die wichtigsten Hormone, da sie 60 Billionen Zellen steuern. Sie beeinflussen alle anderen Hormone. Beispiel: Die bisher oft wenig beachteten Eicosanoide, die in der Ernährung im hormonellen Gleichgewicht eine Hauptrolle spielen.

Die drei wichtigsten Hormone in Bezug auf die Nahrungsaufnahme sind: Insulin, Glukagon und Eicosanoide.

Jetzt kommt etwas Theorie, aber da müssen Sie durch ... Auf den folgenden Seiten wird es etwas trockener zugehen, denn ich möchte Sie über ein paar wichtige Begriffe informieren, die Ihnen helfen, das Gesamtkonzept von welleat erfolgreich und problemlos einzusetzen. Danach wird's wieder leichter sein, auch amüsanter, informativer und erstaunlicher. Halten Sie bis dahin durch.

Energie für die Zelle

1. Kohlenhydratzufuhr.
2. Signal ans Kleinhirn.
3. Bauchspeicheldrüse schüttet Insulin ins Blut.
4. Zucker wird durch Insulin aus dem Blut geschleust.
5. Zucker wird in die Zellen eingeschleust, erzeugt Energie, und die Zelle kann arbeiten.
6. Der Blutzucker sinkt.

Insulin: Regulator des Blutzuckers

Eine der wichtigsten Funktionen von Insulin in Bezug auf die Nahrung ist das rasche Einschleusen von Zucker in Muskel- und Fettzellen. Zu diesem Zweck werden Kohlenhydrate im Körper zu Zucker zerlegt. Kaum haben wir Kohlenhydrate gegessen, registrieren die Geschmacksknospen im Mund »Aha, jetzt kommt Zucker« und senden dies über den Weg der Nerven ans Kleinhirn. Von dort erfolgt sofort eine Rückmeldung an die Bauchspeicheldrüse, die umgehend Insulin ins Blut freisetzt. Das Insulin schleust den Zucker dann aus dem Blut in die Zellen von Leber und Muskeln, wo er zur Energiegewinnung gebraucht wird. Zucker versorgt die Kraftwerke der Zellen, die Mitochondrien, mit Energie (siehe Kasten oben).

Beachte: Die Zuckerreserven, die Insulin einmal hat, gibt es nicht wieder her. Das hat der Körper im Laufe der Evolution in Notzeiten gelernt.

Insulin ist ein Speicherhormon

Die Menge an Zucker, die nicht in Leber und Muskeln abgeladen werden kann, da diese nur eine begrenzte Speicherkapazität haben, wird vom Insulin in die Depots gebracht und dort als Fett gespeichert. D. h., wenn wir zu viele Kohlenhydrate auf einmal essen, also mehr, als wir verbrauchen können, wird der Rest als Fett gespeichert. Wie viel Zucker auf einmal im Blut ankommt und wie viel davon überschüssig ist und als Fett gespeichert wird, hängt davon ab, um welche Kohlenhydrate es sich handelt, denn sie werden unterschiedlich schnell in ihre Grundbausteine zerlegt. Dieser

Aspekt ist von großer Bedeutung (siehe dazu Kapitel »Gute und schlechte Kohlenhydrate«, ab Seite 29). Die begrenzte Speicherkapazität erklärt sich aus der begrenzten Anzahl von Rezeptoren an den Zellen im Körper, an die sich der Zucker binden kann.

Insulin verhindert den Fettabbau

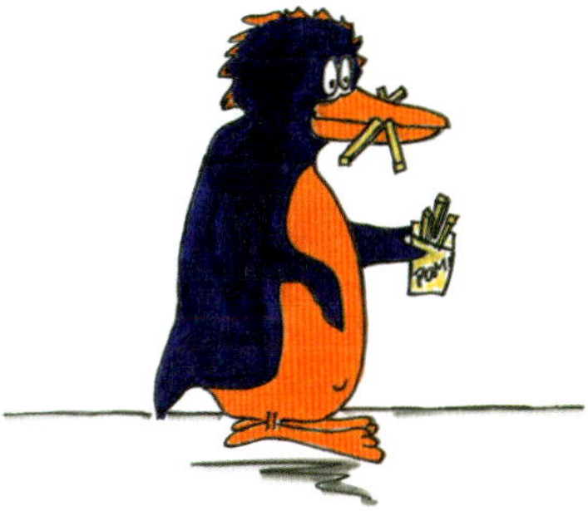

Wenn der Blutzuckerspiegel auf einen kritischen Wert gesunken ist – wir uns im Unterzucker befinden und das Gehirn nach Nahrung schreit –, dann kann der Körper nicht selbst Zucker aus den Depots lösen und dem Gehirn als Nahrung bereitstellen, weil das Speicherhormon Insulin die Zuckerreserven in den Fettdepots verschlossen hat. Das bedeutet, der Körper braucht von außen zugeführten Zucker, um weiter arbeiten zu können, und das bedeutet, er braucht eine neue Zufuhr an Kohlenhydraten.

Ein Bild für die Arbeitsweise von Insulin

Sie bekommen einen großen Korb Süßigkeiten geschenkt und fangen auch gleich an, diese genüsslich zu verspeisen. Doch es ist viel zu viel im Korb, und Sie können nicht alles auf einmal essen. Da Sie aber Angst haben, dass die süße Pracht gestohlen wird, wenn Sie den Korb einfach stehen lassen, packen Sie den Rest in eine Tüte, verschließen sie gut und vertrauen diese Ihrem Partner (Insulin)

Insulin hilft, Fett zu speichern

1. Der Blutzucker sinkt durch Arbeit des Gehirns.
2. Das Gehirn meldet Nahrungsbedarf an.
3. Der Körper versucht, aus Fettzellen Zucker zu lösen.
4. Das ist erfolglos, denn Insulin hat Reserven verschlossen.
5. Das Gehirn sendet stärkeren Impuls.
6. Wir bekommen Hunger, leiden zudem an Konzentrationsschwäche usw.
7. Wir greifen zu Kohlenhydraten, die schnell in Zucker zerlegt werden (= schlechte Kohlenhydrate).

Nachteile von zu hohem Insulin

Physische Nachteile

- Es bringt andere Hormonsysteme aus dem Gleichgewicht, vor allem die Eicosanoide.
- Sie werden oder bleiben dick.
- Sie altern schneller, denn Insulin beschleunigt den Wachstumsfaktor, d. h. es beschleunigt die Zellteilung, bei jeder Zellteilung verkürzen sich die DNA-Stränge, was die Lebensdauer jeder Zelle verkürzt.
- Es erhöht die Insulinresistenz, sodass der Blutzucker steigt. Die Niere scheidet dann Zucker aus, Diabetes ist unweigerlich die Folge.
- Es erhöht die Produktion des schlechten Cholesterins in der Leber und schadet somit dem Herzen.
- Es schwächt die Abwehr, denn es schwächt immunaktive Stoffe wie die T-Zellen.
- Es schwächt die Ausdauer, denn Ausdauer ist Fettverbrennung mit Sauerstoff. Bei hohem Insulin läuft die Verbrennung auf den Reserven der Kohlenhydrate, und die sind schnell erschöpft. Das führt zu Kraftverlust.
- Es verhindert die Zerstörung von Blutverklumpung.
- Es erhöht die Einlagerung von Körperfett.
- Es erhöht die Schmerzübertragung.
- Es verhindert die Ausschüttung von Glukagon, dem Gegenspieler von Insulin.
- Es bewirkt Nervenzellschädigung.
- Es vermindert Fettverbrennung.
- Es verstärkt Gier auf Kohlenhydrate.
- Es erzeugt nur ein kurzes Sättigungsgefühl.
- Es bewirkt Wassereinlagerungen.
- Es erhöht das Risiko, zu erkranken.

Psychische Nachteile

- Schlechte Konzentration
- Müdigkeit nach dem Essen
- Stimmungsschwankungen
- Schlechtes Gedächtnis

an. Haben Sie später wieder Hunger auf etwas Süßes, haben Sie die Rechnung ohne den Wirt gemacht, denn Ihr Partner (Insulin) hat die Charaktereigenschaft, alles zu horten: Er hat die Tüte in den Safe gesperrt, und da bleibt sie auch – »Erst mal«, sagt er. Das Gehirn braucht aber jetzt Zucker – und zwar schnell. An die Vorräte kommen Sie aber nicht heran, also nehmen Sie eine neue Ladung Kohlenhydrate aus Ihrem Vorratsschrank zu sich, in Form von Schokolade, Chips oder Ähnlichem. Hauptsache, es ist ein Kohlenhydrat, das schnell in den Grundbaustein Zucker umgewandelt wird, denn das Gehirn lebt ausschließlich von Zucker und muss ja weiterarbeiten. Schnell muss es gehen.

Eigentlich sind die Zuckerreserven ja noch von der letzten Mahlzeit prall gefüllt, können aber nicht benutzt werden, da das Insulin dies verhindert. Das Gehirn nimmt sich so viel Zucker, wie es für den Moment braucht. Und der Rest? Da beginnt der Kreislauf von vorne: Das Insulin schnappt sich den Zucker, lagert ihn in die Fettdepots und verschließt ihn ... Das Insulin ist daher das Hormon, das Körpermasse aufbaut, es ist ein so genanntes anaboles Hormon.

Kurz gefasst: Insulin

Insulin ist ein Hormon, das in der Bauchspeicheldrüse gebildet wird. Es wird dann ausgeschüttet, wenn wir Kohlenhydrate essen, die alle zu Zucker zerlegt werden. Insulin befördert den Zucker aus dem Blut zu den Zellen des Körpers, indem es die Zellen durchlässig macht für den ankommenden Zucker. Zucker gehört zu den Kohlenhydraten, wie sie in Nudeln, Reis, Süßigkeiten oder Kartoffeln stecken. Je mehr Kohlenhydrate wir essen, desto höher klettert der Insulinspiegel und desto mehr Zucker wird aus dem Blut herausbefördert: Danach fällt der Blutzuckerspiegel immens. Ein niedriger Blutzucker hat negative Auswirkungen auf unsere Konzentration und unser Wohlbefinden, sendet die Signale Hunger und Müdigkeit aus und verhindert außerdem die Ausschüttung weiterer wichtiger Hormone.

Was passiert nachts?

Nachts sinken der Blutzucker- und der Insulinspiegel – eigentlich für den Körper eine gute Voraussetzung, Energie aus den Fettreserven zu lösen, um diese für Reparatur und Regeneration der Zellen zu nutzen. Denn bei niedrigem Insulinspiegel kann der Körper auf Zuckerreserven in den Fettzellen zurückgreifen. Doch was passiert, wenn das Fett ins Blut kommt, die Muskelzellen aber noch prall gefüllt sind mit Zucker vom kohlenhydratreichen Abendessen? Sie sind deshalb voll, weil der Insulinspiegel beim Abendessen durch zu viele Kohlenhydrate zu hoch war und das Insulin die Reserven verschlossen hat. Da wir uns nachts nicht bewegen, besteht kein Energiebedarf, und es gibt drei Möglichkeiten für das Fett: Entweder es wandert zurück in die Depots (wir bleiben also dick), es bleibt im Blut (die Blutfette, das Cholesterin, steigen), oder es wird in den Muskelzellen eingelagert. Langfristig ist eine häufige Folge des permanent erhöhten Insulinspiegels durch die Aufnahme schlechter Kohlenhydrate eine Resistenz der Rezeptoren an den Zielzellen für Insulin, weil sie auf Dauer ermüden (siehe dazu Kapitel »Diabetes«, ab Seite 124).

Wegen der vielen Nachteile dieses zentralen Hormons sollten wir unbedingt darauf achten, dass wir die Insulinausschüttung über die Nahrungsaufnahme kontrollieren. Das ist eines der wichtigsten Ziele von welleat! Die Insulinausschüttung wird stimuliert durch die schlechten Kohlenhydrate und durch zu viele Kalorien, also zu große Portionen von allem.

Glukagon: der Gegenspieler

Die Glukagonausschüttung wird durch den Verzehr von fettarmen Eiweißlieferanten, wie Geflügel, Fisch, fettarme Milchprodukte oder Tofu, stimuliert.

Glukagon ist der Gegenspieler des Insulins. Das Hormon wird in der Bauchspeicheldrüse gebildet und ins Blut ausgeschüttet, wenn wir (fettarme) Eiweißlieferanten verzehren. Glukagon bringt das Eiweiß dann an die im Körper benötigten Stellen. Die Ausschüttung von Glukagon ist für uns von großer Wichtigkeit, denn sie gewährleistet, dass der Blutzuckerspiegel konstant ist. Der Blutzucker ist dann konstant, wenn Insulin und Glukagon zur gleichen Zeit ausgeschüttet werden, und das geschieht, wenn wir Kohlenhydrate und Eiweiß zusammen verzehren. Eine weitere Funktion des Glukagons: Es ist in der Lage, Zuckerreserven aus den Fettdepots zu lösen und zur Energiegewinnung bereitzustellen. Glukagon ist verantwortlich für die optimale Versorgung des Gehirns mit Zucker. Ist der Insulinspiegel im Blut zu hoch, kann das Glukagon nicht arbeiten. Die Glukagonausschüttung wird nämlich durch einen zu hohen Insulinspiegel verhindert!

Ist der Insulinspiegel höher als der von Glukagon, bedeutet das, dass der Blutzucker sinkt, denn durch die Gehirntätigkeit wird ständig Zucker verbraucht, und das Insulin verhindert, dass körpereigene Reserven angetastet werden. Die Folgen haben wir im Kapitel »Insulin« gesehen.

Niedriger Blutzucker bedeutet: Konzentrationsstörungen, Müdigkeit, Kopfschmerzen Zerstreutheit, aggressive Stimmung und Heißhunger.

Wird kein Glukagon ausgeschüttet, stellt der Körper Cortisol als Notfallmittel bereit, um den Blutzuckerspiegel anzuheben. Ein hoher Cortisolspiegel hat den Nachteil, dass er Gehirnzellen absterben lässt, die dem Kurzzeitgedächtnis unterliegen. Das heißt, dass ein zu hoher Cortisolspiegel, der als Notmittel eingesetzt wurde, weil nicht genug Glukagon vorhanden war, Gedächtnisverlust zur

Kurz gefasst: Gegenspieler Insulin – Glukagon

Kohlenhydrate haben Insulinausschüttung zur Folge. Eiweiße haben Glukagonausschüttung zur Folge. Wenn Insulin und Glukagon im Gleichgewicht sind, d.h. wenn sie gleichzeitig ausgeschüttet werden, bleibt der Blutzucker konstant. Dann entfallen alle negativen Folgen von zu hohem Insulin, und bei konstantem Blutzucker werden gute Eicosanoide gebildet, der Stoffwechsel kann auf Hochtouren laufen und wir erreichen körperliche und geistige Maximalkraft. Glukagon führt als Gegenspieler des Insulins zu einer Steigerung des Zuckers im Blut. Es ist in der Lage, Zuckerreserven aus den Fettdepots zu lösen und zur Energiegewinnung bereitzustellen. Außerdem ist es für eine optimale Versorgung des Gehirns mit Zucker zuständig. Kombinieren Sie daher Kohlenhydrate und fettarme Eiweißlieferanten bei jedem Essen, um sich in ein hormonelles Gleichgewicht zu bringen, das Ihr Wohlbefinden steigert.

Folge hat. Zu viel Cortisol wird von der Nebennierenrinde auch bei Stress ausgeschüttet. Das Hormon Cortisol zählt zu den so genannten Glukokortikoiden, deren Spiegel bei Stress steigt (siehe dazu Kapitel »Stress«, ab Seite 118).

Insulin wird ausgeschüttet durch den Verzehr von Kohlenhydraten. Glukagon wird ausgeschüttet durch den Verzehr von Eiweiß. Diese Aussage ist von elementarer Wichtigkeit und wird Sie das ganze Buch über begleiten.

Die Eicosanoide

Eicosanoide sind autokrine Hormone, die nicht im Blut vorkommen, sondern direkt im Gewebe tätig sind. Obwohl ihre Bedeutung erst in den letzten Jahren bekannt wurde, wurde im Jahr 1982 sogar der Medizin-Nobelpreis für wesentliche Arbeiten an den Eicosanoiden vergeben. Die Eicosanoide haben eine sehr kurze Lebensdauer von wenigen Sekunden bis Minuten und werden daher von den Medizinern oft vernachlässigt, denn man kann sie schlecht nachweisen. Sie sind für unseren Körper aber von überaus großer Wichtigkeit, denn sie steuern unser komplettes Hormonsystem, jegliche Vitalfunktionen, das Herz-Kreislauf-System, das Immunsystem, das Zentralnervensystem und den Schlaf-Wach-Rhythmus.

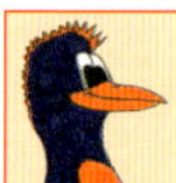

Medikamente wirken auf Eicosanoide

Die stärksten Medikamente, die die Pharmaindustrie entwickelt hat, z. B. Cortison und alle sich auf dem Markt befindenden Schmerzmittel, wirken ausschließlich auf die Eicosanoide. Ein Hormon, das zur Gruppe der Eicosanoide gehört, ist das Prostaglandin. Befindet sich eine Entzündung im Körper, ist der Prostaglandinspiegel stark erhöht. Die Medikamente wirken, indem sie das Hormon unschädlich machen. Das Problem dabei ist nur, dass ein Medikament nicht zwischen gut und schlecht unterscheiden kann und auf diese Weise gute und für uns sehr wichtige Eicosanoide auch unschädlich macht. Das wirft uns dann wieder aus dem Gleichgewicht. Auch eines unserer beliebtesten Kopfschmerzmittel mit dem Wirkstoff Acetylsalicylsäure hat diese Wirkung.

Kurz gefasst:
Eicosanoide

Eicosanoide sind Gewebshormone, die einen überaus wichtigen Einfluss auf unsere Gesundheit haben. Sie steuern unser komplettes Hormonsystem, alle 60 Billionen Zellen, die wir haben, unser Immunsystem, den Schlaf-Wach-Rhythmus, das Zentralnervensystem, Herz-Kreislauf-System und jegliche Vitalfunktion. Es gibt gute und schlechte Eicosanoide. Die guten nutzen, die schlechten schaden uns. Die guten werden durch gute Fette gebildet, die schlechten durch die Zufuhr von zu vielen schlechten Kohlenhydraten und von zu vielen schlechten, gesättigten Fetten.

Es gibt gute und schlechte Eicosanoide – solche, die uns nützen und solche, die uns schaden. Eicosanoide stellt der Körper aus ungesättigten Fettsäuren her. In gesundem Maße vorhanden, helfen sie bei vielen Prozessen im Körper: Sie sind z.B. beteiligt an der Regulation von Blutdruck, Blutgerinnung und Herzfunktion, sie schützen die Magen- und Darmschleimhaut gegen zu starke Verdauungssäfte, steuern Entzündungs- und Immunreaktionen und spielen auch bei der Fortpflanzung eine wichtige Rolle. »Schlechte« Eicos bildet der Körper aus der Arachidonsäure (siehe Seite 46). Sind diese als Zuviel im Körper vorhanden, können sie entzündliche Erkrankungen, wie Arthritis, Asthma oder Psoriasis (Schuppenflechte), oder Schmerzen verursachen. Ich bezeichne die Eicosanoide als Häuptlingshormone, denn sie sind die stärkste biologische Waffe, die wir haben.

Wie alle Hormone kommen auch die Eicosanoide als Hormonpaar vor und funktionieren in einer Hormonachse, d. h. es stehen sich Hormone mit entgegengesetzter Wirkung gegenüber.

Eicosanoide und unsere Ernährung

Eicosanoide werden aus essenziellen Fettsäuren gebildet. Essenziell sind sie deswegen, weil der Körper sie nicht selbst herstellen kann. Die guten Eicosanoide brauchen gutes Fett. Gute Fette sind ungesättigte Fette, die bei Raumtemperatur flüssig sind, z. B. Olivenöl. Schlechte Fette sind gesättigte Fette, die bei Raumtemperatur fest sind, z. B. Butter oder Margarine. Je nachdem, wie wir unsere Nahrung zusammenstellen, welche Fette wir essen, bilden sich gute oder schlechte Eicos. Wir brauchen also gute Fette, um gute Eicosanoide zu produzieren, z. B. Olivenöl, Avocado, Nüsse. Außerdem ist ein konstanter Blutzuckerspiegel notwendig, um gute Eicos zu produzieren. Der Blutzuckerspiegel ist dann konstant, wenn eine Hormonbalance zwischen den Hormonen Insulin und Glukagon besteht. Schlechte Eicos werden durch einen hohen Insulinspiegel gebildet. Ein hoher Insulinspiegel ist gegeben, wenn zu viele schlechte Kohlenhydrate verzehrt werden. Schlechte Eicos werden durch schlechte Fette gebildet, z. B. durch fettes, rotes Fleisch, Wurst, Innereien, Butter. Mehr dazu im Kapitel »Fett ist nicht gleich Fett«.

Heutzutage nehmen wir leider andere Fettsäuren als früher zu uns. Es werden wesentlich mehr schlechte Fette gegessen, die die Bildung schlechter Eicos zur Folge haben.

Den ersten Teil der etwas trockenen Theorie haben Sie jetzt geschafft – gratuliere. Jetzt kommen noch die für die erfolgreiche Anwendung von welleat wichtigen Makronährstoffe. Halten Sie noch etwas durch, als Belohnung können Sie dann im darauffolgenden Kapitel Ihr neues Wissen umsetzen und endlich über genussvolles Essen lesen.

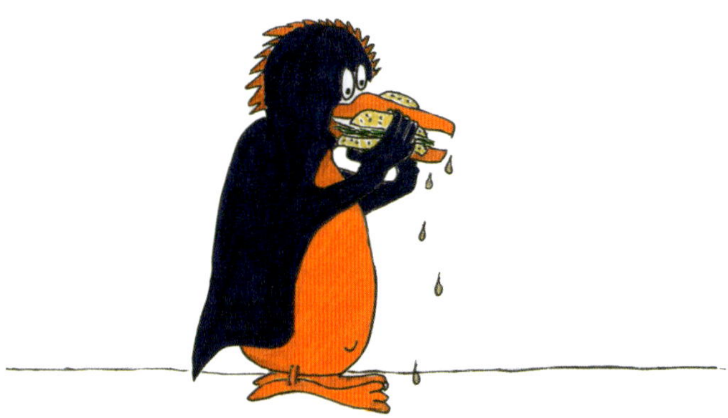

Makronährstoffe

Makronährstoffe, also Kohlenhydrate, Eiweiß und Fette, sind die Energiebausteine unserer Ernährung. Diese Substanzen, benötigen wir, damit unser Körper mit Energie versorgt wird, um richtig funktionieren zu können. Sie unterscheiden sich von den Mikronährstoffen, den Vitaminen, Mineralstoffen und Spurenelementen, die wir nur in kleinen Mengen zu uns nehmen.

Gute und schlechte Kohlenhydrate

Kohlenhydrate sind als Zucker oder Stärke – das sind lange Ketten aus Zuckermolekülen – in unseren Lebensmitteln enthalten. Sie sind wichtig für uns, da sie uns die nötige Energie bereitstellen, die unser Gehirn und unsere Muskeln zum Leben brauchen. Alle Kohlenhydrate werden bei der Verdauung in ihren Grundbaustein Zucker zerlegt. Je nach molekularem Aufbau werden die einen sofort beim Verzehr zerlegt, die anderen erst in der Leber. In unserer Nahrung gibt es drei Arten von diesem einfachen Zucker: Glukose – sie ist der Traubenzucker in Getreide, Brot, Teigwaren, Gemüse und Stärke. Die Fruktose ist der Fruchtzucker in Obst. Die Galaktose ist der Milchzucker in Milch und Milchprodukten.

Überschüssige Kohlenhydrate enden als überschüssiges Fett! Denken Sie bitte daran, wenn Sie das nächste Mal zu einer fettfreien Reiswaffel greifen.

Was zählt zu den Kohlenhydraten?

1. Alle Getreide sowie deren Produkte: Brot, Gebäck, Nudeln, Reiswaffeln
2. Gemüse und Kartoffeln
3. Obst
4. Hülsenfrüchte
5. Zucker, braun, weiß, Kandiszucker usw.
6. Süßungsmittel, Honig, Ahornsirup usw.
7. Alle süßen Getränke: Cola, Apfelschorle usw.
8. Jeder Alkohol
9. Alle Süßigkeiten

Die Energiegewinnung für den Körper

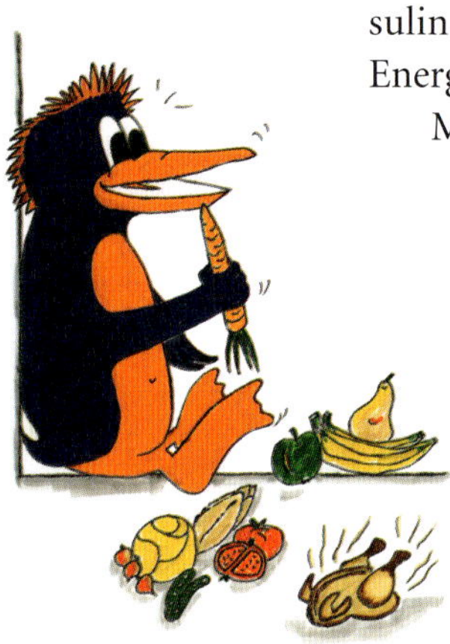

Zucker dient der Energiegewinnung für Muskeln und als Nahrung für unser Gehirn. Ein Drittel des Zuckers wird in der Leber gespeichert, zwei Drittel in den Muskeln. Wenn der Zucker durch den Verzehr von Kohlenhydraten in den Blutkreislauf einströmt, wird Insulin ausgeschüttet. Dieses Hormon bringt den Zucker zur Energiegewinnung zu den vorgesehenen Speichern in Leber und Muskeln. Die Speicherkapazität an Zucker in Muskeln und Leber ist begrenzt. Was ist also mit den Kohlenhydraten, die zu viel verzehrt wurden und nicht in Form von Zucker in Leber oder Muskeln gespeichert werden können? Es bleibt nur eine Möglichkeit: Die restlichen Kohlenhydrate werden vom Insulin in die Fettdepots gebracht.

Die Zuckerreserven der Leber müssen regelmäßig aufgefüllt werden, denn das Gehirn hat keinen Zugriff auf die Reserven in den Muskeln, es wird ausschließlich ernährt von Zucker, der in der Leber gespeichert ist. Demnach müssen wir Kohlenhydrate vor allem deshalb essen, damit unser Gehirn auf Hochtouren laufen kann. Damit es

Welche Kohlenhydrate sind gut?

Gute Kohlenhydrate

Sie haben einen niedrigen Blutzuckerindex, werden daher nur langsam in ihren Grundbaustein Zucker zerlegt und gelangen nur langsam in das Blut. Obst, Gemüse, Salat, Kräuter oder Hülsenfrüchte enthalten gute Kohlenhydrate. Regelmäßig, aber in Maßen zu verwenden sind Vollkornnudeln, -reis, -brot, Naturreis, Kochdinkel, Quinoa, Amaranth und Hirse.

Schlechte Kohlenhydrate

Sie haben einen hohen Blutzuckerindex. Dazu zählen z. B. Kartoffeln und alle Produkte daraus, wie Pommes, Chips, Kroketten. Auch raffiniertes Getreide und alle Produkte, die daraus hergestellt werden, haben einen hohen Blutzuckerindex, wie z. B. Brot, Nudeln, Müsli, Kuchen, Gebäck. Außerdem zählen geschälter, weißer Reis, Alkohol, Fruchtsäfte und getrocknete Früchte dazu.

kontinuierlich mit Zucker versorgt wird und es zu keinen Versorgungseinbrüchen kommt, ist es von großer Bedeutung, welche Kohlenhydrate wir zu uns nehmen. Ob die Kohlenhydrate gut oder schlecht sind, hängt von ihrem Blutzuckerindex ab.

Der Blutzuckerindex

Der Blutzuckerindex bezeichnet die Aufnahmegeschwindigkeit der Kohlenhydrate in den Blutkreislauf, also wie schnell oder langsam die Kohlenhydrate in Zucker zerlegt werden und dann in den Blutkreislauf gelangen. Eine schnelle Aufnahme hat eine große Insulinausschüttung zur Folge – langfristig mit ungünstigen Auswirkungen. Eine langsame Aufnahme ist dagegen für den Stoffwechsel günstig, da nur eine geringe Insulinausschüttung erfolgt und der Blutzucker insgesamt konstant bleibt. Der Blutzuckerindex wird beeinflusst durch die molekulare Struktur, also den Aufbau des Zuckers in der Nahrung, sprich die Art des Zuckers: Glukose, Fruktose oder Galaktose. Außerdem ist es wichtig, ob bei dem Lebensmittel Faseranteile vorhanden sind oder nicht. Obst hat Faseranteile, und der Fruchtzucker gelangt langsamer ins Blut, weil die Faseranteile bremsend wirken. Anders dagegen Obstsaft, dem die Faseranteile durch das Saftpressen entzogen wurden: Der Saft rauscht als schneller Zucker ungebremst in den Blutkreislauf, was eine hohe Insulinausschüttung zur Folge hat. Vollkornprodukte wiederum haben einen hohen Faseranteil, daher gelangen sie nicht so schnell ins Blut; für den Körper wertvoll sind sie außerdem, weil sie noch viele wichtige Mineralien und Spurenelemente besitzen.

Tipp: Fragen Sie Ihren Bäcker, ob er ein Brot aus 100 Prozent Vollkorn hat, denn es ist erlaubt, ein Brot als Vollkorn zu bezeichnen, auch wenn es Weißmehl enthält. Das Essener Brot ist übrigens das einzige Brot, bei dem ein Teil der Kohlenhydrate in Eiweiß umgewandelt wurde.

Getreide, Obst und Hülsenfrüchte

Getreide

Je höher der Faseranteil, desto langsamer geht der Zucker ins Blut. Das bedeutet: Alle unraffinierten Vollkornprodukte wie Vollkornbrot, Vollkornnudeln, Naturreis, Hirse oder Amaranth sind vorzuziehen, denn in diesen Produkten stecken viele wertvolle Mineralien (Magnesium, Eisen, Zink, Kalium und Natrium) und wichtige Spurenelemente (Mangan, Molybdän, Chrom, Selen und Silizium). Bei Getreideprodukten gilt ebenso wie bei Hülsenfrüchten: Beide

Die kreative Vollkornküche

Probieren Sie mal etwas Neues aus, es gibt mehr als nur Nudeln oder Reis. Für viele in der Küche unbekannt sind: Kochdinkel, Quinoa, Amaranth, Hirse, Bulgur, Grünkern oder Buchweizen. Im Bioladen finden Sie eine große Auswahl von neuen Möglichkeiten, auch Supermärkte und viele Drogeriemärkte bieten mittlerweile kontrollierte, biologische Waren an.

Lebensmittel besitzen sehr wertvolles Eiweiß, trotzdem werden sie überwiegend als Kohlenhydrate verstoffwechselt, was einen Insulinausschlag zur Folge hat. Deshalb denken Sie bitte daran, auch bei diesen Nahrungsmitteln etwas gutes Eiweiß dazu zu verzehren und Vollkornprodukte regelmäßig, aber in Maßen zu essen.

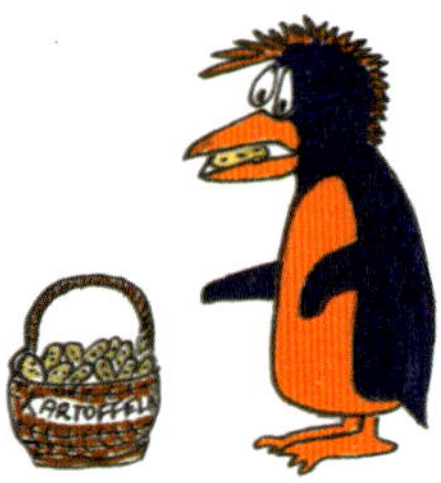

Obst

Obst in seiner natürlichen Form ist Obstsäften vorzuziehen, da Obstsäften die Faserstoffe fehlen und sie deshalb sofort in Zucker umgewandelt werden und ungebremst ins Blut sausen. Der von so vielen Menschen geliebte frisch gepresste Orangensaft am Morgen – man denkt, man tut sich etwas Gutes – hat gravierende Folgen für den ganzen Tag. Denn der große Schwall von Zucker, der ins Blut rauscht, bewirkt einen derart hohen Insulinspiegel, dass man den ganzen Tag mit den Auswirkungen zu kämpfen hat. Generell ist heimisches, der Saison entsprechendes Obst vorzuziehen, denn Obst, das einen langen Transportweg zu uns hat, wird in unreifem Zustand geerntet und welkt dann auf dem Weg bis zu uns. Das vorschnelle Welken kann nicht mehr als Reifung bezeichnet werden.

Bananen nehmen eine Sonderstellung bei den Obstsorten ein, denn die ganz »reifen« haben einen hohen Zuckergehalt, aus dem eine hohe Insulinreaktion resultiert. Etwas »unreifere« Bananen sind deshalb besser.

Hülsenfrüchte

Sie mögen jetzt vielleicht sagen: Hülsenfrüchte zählen doch zu den pflanzlichen Eiweißen. Das stimmt eigentlich auch, denn Hülsenfrüchte haben einen hohen Anteil an Eiweiß, sie haben aber einen noch höheren Anteil an Kohlenhydraten, und beim Verzehr von

Hülsenfrüchten wird Insulin ausgeschüttet. Trotzdem zählen Hülsenfrüchte zu den Lebensmitteln mit guten Kohlenhydraten, denn die Insulinausschüttung ist mäßig. Zu den gängigen Hülsenfrüchten zählen Kichererbsen, Linsen (rote, gelbe, braune), Bohnen und Erbsen. Leider sind sie nicht mehr in vielen Küchen zu finden, obwohl sie so köstlich sind und uns durch ihre wertvollen Inhaltsstoffe gut ernähren, lange sättigen und nicht dick machen.

Ein großer Teller Nudeln

Segen oder Fluch? Sie essen einen so beliebten, ja auch »gesunden« großen Teller Hartweizennudeln. Da Sie ja gesundheitsbewusst sind, essen Sie die Nudeln mit Gemüse oder Pesto. Das gilt genauso für Kartoffeln mit Gemüse oder Reis mit Gemüse. Alle drei sind reine Kohlenhydratmahlzeiten. Ich betone das immer wieder, denn meine Erfahrung aus der Praxis zeigt, dass die meisten Menschen denken, sie tun sich damit etwas Gutes und Gesundes. Ein guter Tipp für Vollkornnudeln: Es hängt natürlich von Ihrem Geschmack ab, aber ich empfehle Dinkelvollkornnudeln als Spaghetti, Penne, Bandnudeln o. Ä. Sie sind ziemlich hell und schmecken wunderbar. Die ganz dunklen Vollkornnudeln sind schlecht für »Vollkornbeginner«, denn sie schmecken sehr intensiv, und wenn Sie sie zu Hause auf den Tisch bringen, kann es sein, dass es das letzte Mal war.

Was genau passiert

Nudeln bestehen aus Stärke, und Stärke besteht chemisch aus Zucker. Dieser Zucker hat die Eigenschaft, schnell ins Blut zu gehen. Die Folge ist ein schnell erhöhter Blutzucker. Der Körper reagiert sofort, denn er will den Blutzuckerspiegel so konstant wie möglich halten, und es kommt zu einer schnellen, überschießenden Ausschüttung von Insulin. Insulin schleust den Zucker aus dem Blut in Leber und Muskeln zur Energiegewinnung, denn das Gehirn lebt ausschließlich von Zucker, den Leber und Blut bereithalten. Die Leber kann nur eine bestimmte Menge an Zucker speichern, d. h., jeder weitere Zucker, der im Blut noch vorhanden ist, wird vom Insulin, dem Speicherhormon, in die Depots gebracht und dort als Fett gelagert. 2 bis 3 Stunden nach dem Nudelessen ist der Blut-

Die Kohlenhydratfalle! Je mehr Kohlenhydrate wir essen, desto größer wird unser Hunger nach Kohlenhydraten, desto dicker, kränker und müder werden wir.

Kurz gefasst: Kohlenhydrate

Schlechte Kohlenhydrate sollten stark reduziert oder vermieden werden, da sie eine hohe Insulinausschüttung zur Folge haben, mit allen beschriebenen Nachteilen. Verringern oder meiden Sie: Weißmehl, alle raffinierten Getreideprodukte, weißen Zucker, Kartoffeln, Reis, Softdrinks, versteckte Zucker, Berge von Nudeln, Alkohol, Trockenfrüchte. Greifen Sie zu bei: Obst, Gemüse, Hülsenfrüchten, Salat und Kräutern. Greifen Sie regelmäßig, aber in Maßen zu bei Vollkornbrot, Vollkornnudeln und Naturreis.
Merke: Überschüssige Kohlenhydrate enden als überschüssiges Fett und machen krank, dick und müde.

zucker an einem kritischen Punkt und das Gehirn schreit nach Futter. Weil der Insulinspiegel immer noch hoch ist, kann der Körper nicht selbst Zucker bereitstellen, indem er ihn aus den Fettdepots holt, denn das verhindert das Speicherhormon Insulin. Sie erinnern sich? Was das Insulin einmal hat, gibt es nicht wieder her – nach dem Motto: »Wer weiß, welch harte Zeiten noch kommen.« Das Gehirn gerät in Unterzuckerung, ein »Notfall«. Dies äußert sich durch extrem großen Hunger oder auch Übelkeit. Auch Kopfschmerzen, Unkonzentriertheit, Gereiztheit, Müdigkeit und vieles mehr können Symptome sein. Für uns besteht dann nur noch eine Möglichkeit, nämlich schnell zu Kohlenhydraten zu greifen, die rasch wieder Zucker bereitstellen, z. B. Schokolade, Chips, Kuchen oder dergleichen. Sofort erhält das Hirn wieder Nahrung. Was ist aber mit dem Rest Zucker im Blut, der nicht in Leber und Muskeln passt, da diese nur eine begrenzte Speicherkapazität haben? Nun beginnt das Spiel von vorne: hohe Insulinausschüttung, Blutzuckerabfall, Rest des Blutzuckers speichern als Fett, 2 bis 3 Stunden später kritischer Wert des Blutzuckers, Gehirn schreit nach Futter, Griff nach Schokolade ... und so weiter – die typische Kohlenhydratfalle, und alles nur, weil Sie gerne Ihren geliebten Teller Nudeln mit Gemüse essen wollten.

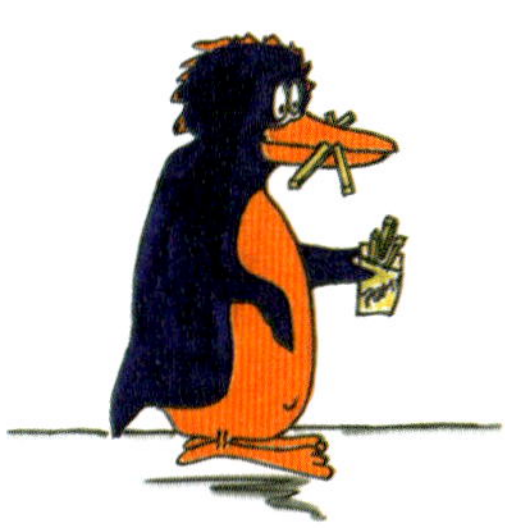

Ohne Eiweiß kein gesundes Leben

In unserem Körper kommt Eiweiß (Protein) in größeren Mengen vor als jede andere Substanz mit Ausnahme von Wasser. Die Hälfte der Körpertrockenmasse besteht aus Eiweiß, dazu zählen Muskeln, Haut, Haare, Augen, Nägel. Ob sie als Hormone Botschaften übermitteln oder als Antikörper Krankheitskeime abwehren – Eiweiße sind Bestandteil vieler Körperstrukturen. Keine andere Nährstoffgruppe stellt so viele lebenswichtige Stoffe her wie sie. Protein heißt: an erster Stelle stehend!

Acht der 20 Aminosäuren können nicht selbst vom Körper hergestellt werden. Diese so genannten essenziellen Aminosäuren müssen täglich durch die Nahrung zugeführt werden. Bei Kindern und Jugendlichen sind es sogar zehn essenzielle Aminosäuren.

Was sind Proteine?

Proteine werden gebildet aus einer Kette von Aminosäuren. Aminosäuren sind also die Eiweißbausteine. 20 verschiedene Aminosäuren stehen als Kettenmitglieder zur Verfügung. Je nach Reihenfolge der Aminosäuren ist festgelegt, ob das Protein als Enzym, Hormon oder als Fingernagel zum Einsatz kommt. Die Baupläne für die einzelnen Eiweiße sind in unserer Erbsubstanz festgelegt.

Leicht verwertbare Eiweiße

Als qualitativ hochwertig gelten solche Nahrungseiweiße, die besonders viele essenzielle Aminosäuren haben. Bei dieser Betrachtung schneiden tierische Eiweiße und Soja beträchtlich besser

Der Weg des Eiweißes im Körper

1. Eiweißaufnahme durch die Nahrung.
2. Zerlegung des Eiweißes im Magen in Aminosäuren durch spezielle Enzyme.
3. Zerlegung der Aminosäureketten im Zwölffingerdarm durch weitere Enzyme.
4. Über den Darm gelangen die einzelnen Aminosäuren dann direkt ins Blut.
5. Vom Blut gelangen sie in die Körperzellen.
6. Körperzellen bilden neue Eiweiße aus den Aminosäuren.

Eiweiße

Gute Eiweiße

- Huhn ohne Haut
- Pute
- Truthahn
- Magerer Schinken
- Putenschinken
- Mageres Fleisch vom Lamm, Rind
- Lachs
- Thunfisch
- Makrele
- Fettarmer Käse
- Fettarmer Quark
- Hüttenkäse
- Eier
- Soja
- Tofu
- Tofuprodukte
- Harzer Käse

Schlechte Eiweiße

- Fettes rotes Fleisch
- Eigelb (in Maßen)
- Wurst (viele versteckte Fette, also Säure)
- Innereien

ab als pflanzliche Eiweiße, denn dem Fleisch fehlen die Faserstoffe (Ballaststoffe), sodass sie effektiver verdaut werden. Pflanzliche Eiweiße haben ein dichtes Fasernetz und daher eine schlechtere Ausbeute der Eiweiße bei der Verdauung. Es ist, als ob Sie einen Teil des Eiweißes gar nicht gegessen hätten. Das heißt, dass Vegetarier letztlich eine größere Menge an Eiweißen brauchen, um ihren täglichen Bedarf zu decken. Außerdem ist Vegetariern dringend zu empfehlen, zusätzlich Eiweiße zu verzehren, deren Fasern entfernt wurden, wie isoliertes Sojaeiweißpulver, Reiseiweißpulver oder Eiweißlinge. Trotzdem dürfen Lebensmittel wie Getreide oder Hülsenfrüchte nicht im Speiseplan fehlen, denn sie enthalten zwar insgesamt weniger Eiweiß, dafür aber kaum Fett und kein Cholesterin, und sie liefern gute Kohlenhydrate.

Auch hier ist es wichtig, zu wissen: Ein Zuviel an Eiweiß ist schädlich, da es auch den Insulinspiegel in die Höhe treibt.

Nicht zu viel und nicht zu wenig Eiweiß

Wir müssen täglich Eiweiß mit der Nahrung zuführen, um nicht an Eiweißmangel zu leiden. Erstaunlicherweise leiden trotz (wegen) kalorienreicher Ernährung viele Menschen an Eiweißmangel, denn gesättigtes Fett verhindert die Ausnutzung des Eiweißes für unseren Körper, d. h. Schweinebraten und Wurst machen uns dick und ernähren uns nicht mit Eiweiß. Ist der Körper an Eiweiß mangelernährt, passiert Folgendes: Der Körper knabbert sich selbst an, d. h. er löst aus den Muskeln das Eiweiß heraus und ersetzt diese Lücken mit Fett. Wir verfetten. Und das ist lebensgefährlich. Ich kann mich nur wiederholen: Nicht Eiweiß macht fett, sondern tierisches gesättigtes Fett.

Eiweiß und Bewegung machen schlank, denn sie kurbeln die »Schlankhormone« an.

Wir haben im Kapitel »Glukagon« gesehen, dass der Verzehr von Eiweiß Glukagon ausschüttet, den Gegenspieler vom Insulin. Das bedeutet: Wird zu wenig Eiweiß verzehrt, haben wir automatisch einen erhöhten Insulinspiegel mit allen negativen Auswirkungen. Das soll niemanden dazu motivieren, eine Eiweißmast zu betreiben, denn der Körper braucht Eiweiß nur in gewissen Mengen, aber vor allem regelmäßig.

Welche Eiweiße nützen?

Wie viel Eiweiß jeder braucht, ist unterschiedlich und wird im Kapitel »Das welleat-Konzept« erklärt. Es ist auch entscheidend, um welches Eiweiß es sich handelt. Denn auch beim Eiweiß unterscheidet man zwischen gut und schlecht.

Bei Fleisch gilt: Mageres Fleisch ist ein guter Eiweißlieferant, denn es enthält wenig Fett, viel Eiweiß, wird vom Körper leicht aufgenommen und bildet kaum Säuren. Fettes Fleisch ist ein schlechter Eiweißlieferant, denn bei seiner Zerlegung im Körper wird viel Säure gebildet. Dabei handelt es sich um Arachidonsäure, die der Grundbaustein für die Bildung der schlechten Eicosanoide ist und unser Gewebe übersäuert. Denn nur tierisches, gesättigtes Fett macht uns fett – nicht Eiweiß (siehe dazu das Kapitel »Der Säure-Basen-Haushalt«).

Bei Fisch gilt: Je fetter, desto besser, da fetter Fisch die für uns so wertvollen Omega-3-Fettsäuren enthält. Das heißt nicht, dass Sie nur fetten Fisch essen sollen, aber in Bezug auf die wichtigen Omega-3-Fettsäuren sind die fetten Fische besser (siehe dazu Kapitel »Omega-3-Fettsäuren«, ab Seite 44).Wie das Verhältnis von Kohlenhydraten zu Eiweißen genau aussieht, damit Sie eine Hormonbalance von Insulin und Glukagon bekommen, erfahren Sie im Kapitel »Das welleat-Konzept«, ab Seite 56.

Nichts geht ohne Vitamin-B-Komplex

Entscheidend für die Aufnahme von Eiweiß im Körper ist, dass die Speicher von B-Vitaminen nachgefüllt werden, denn ohne Vitamin B ist der Körper nicht in der Lage, das Eiweiß in die Muskeln einzubauen, die Zellmembranen werden nicht stabilisiert und unsere Nerven werden schwach. Laut Deutsche Gesellschaft für Ernährung haben 90 Prozent der Deutschen Folsäuremangel. Folsäure ist das Vitamin B9. Also: Essen Sie täglich Hefeflocken unter Ihr Essen gerührt, dann haben Sie schon einmal fünf der elf wichtigsten Vitamine abgedeckt: Vitamin B1, Vitamin B9 (Folsäure), Vitamin B3, Vitamin B5 und Vitamin B6.

Vitamine helfen bei allen Stoffwechselvorgängen und spielen eine entscheidende Rolle bei der Bildung von Zellen, Knochen und Blut.

Ein kleiner Exkurs: Weitere wichtige Vitamine

Ohne Vitamine läuft nichts im Körper. Wir müssen sie von außen zuführen, da der Körper sie nicht selbst herstellen kann, z. B. das Provitamin Betacarotin. Es ist u. a. enthalten in Möhren, Grünkohl, Spinat, Fenchel und Salat. Auch Vitamin C sollte auf keinem Speiseplan fehlen. Es kommt u. a. vor in Sanddorn, schwarzen Beeren, roten Paprikas und Obst. Das wichtige Vitamin D findet sich u. a. in Fisch, Avocado, Ei und Pilzen. Vitamin K ist in Kohl, Hülsenfrüchten, Petersilie, Kichererbsen und Schnittlauch vorhanden. Vitamin E, den Radikalfänger, finden Sie in Weizenkeimöl, Haselnüssen, Sonnenblumenkernen, Vollkorn, Truthahn oder Garnelen. Das Vitamin B2 kommt in der Leber, in Keimen, Kokosnuss, Huhn und Magermilch vor. Vitamin B12, u. a. wichtig für die Nerven, finden Sie in Fisch, Ei, Austern und in Frischkäse.

Der Eiweißling – eine Alternative

Wichtig ist es, dass Sie bei jeder Mahlzeit gutes Eiweiß zu den Kohlenhydraten kombinieren, um im Hormongleichgewicht von Insulin und Glukagon zu bleiben und dadurch einen stark abfallenden Blutzuckerspiegel zu vermeiden.Wenn es zu den Mahlzeiten keine guten Eiweißlieferanten gibt, können Sie das Eiweiß durch gepresstes, handliches Eiweiß in Form eines Eiweißlings oder durch Eiweißpulver ersetzen. Sie brauchen Eiweißlinge beispielsweise, wenn Sie zum Essen eingeladen sind und es z. B. Nudeln mit Gemüse oder einen leckeren Kartoffelauflauf mit Gemüse oder ein anderes Gericht gibt, das nur aus Kohlenhydraten besteht.

Der Vitamin-B-Komplex

Vitamin	Aufgabe	Mangel	Vorkommen
Vitamin B5, Pantothen-säure	baut Nahrungseiweiß in körpereigenes Eiweiß um, bildet Testosteron, Wachstumshormon und Adrenalin	kein Fettabbau möglich	Vollkornprodukte, Hefe, Eigelb, grünes Gemüse, Hülsenfrüchte, Pilze
Vitamin B6, Pyridoxin	bringt Aminosäuren zu ihrem Wirkungsort (Muskel, Immunsystem, Nerv); bei Bildung von Dopamin und Serotonin beteiligt, den beiden Hormonen, die uns glücklich und schlau machen	müde, depressiv, nervös, Schlafstörungen	Vollkorn, Hefe, Avocados, Bananen, Geflügel, Meeresfrüchte, Kohl
Vitamin B9, Folsäure	ist bei allen Reparations- und Wachstumsvorgängen im Körper beteiligt; ebenso zuständig für die Bildung von Dopamin und Serotonin	aggressiv, müde, hungrig auf Süßes	Roggen, Kichererbsen, Eigelb, Salat, Erdbeeren, Hefe
Vitamin B12, Cobalamin	sorgt bei Eiweißstoff-wechsel in jeder Zelle für Wachstum und Zellteilung	Blutarmut, Nervenstörungen, Demenz, jede Zelle altert, Muskeln schrumpfen, Fett wird gebildet	Fleisch, Fisch, Milchprodukte, Sojaprodukte, Sauerkraut

► Bauen Sie täglich B-Vitamine in Ihren Speiseplan ein, damit Sie das Eiweiß gut verwerten. Die Vitamine des Vitamin-B-Komplexes sind wasserlöslich, d. h. man braucht kein Fett, um sie aufzunehmen, wie beispielsweise bei den Vitaminen E, D, K und A.

Was ist der Eiweißling?

Ein Eiweißling ist reines, gepresstes Eiweiß, gewonnen aus Hülsenfrüchten, in einer kleinen Kapselform ohne Gelatinehülle. So können Sie sich Ihr Eiweiß in die Tasche stecken und überall hin mitnehmen – egal, was es dort zu essen gibt, Sie kommen nie mehr aus Ihrem Gleichgewicht. Das ist einfacher, als immer ein kleines Putenschnitzel oder Hüttenkäse dabeizuhaben. Ob Sie es zu kohlenhydratreichen Hauptmahlzeiten, zu Kuchen, Obst oder zu einem Feierabendbier kombinieren, es spendet Ihnen immer das nötige Eiweiß und die daraus resultierende körperliche und geistige Maximalkraft, denn Ihr Blutzucker bleibt konstant. Meine Erfahrung damit ist super! Auch bietet es sich an, einen Eiweißling zu einem fetten Braten oder zu fetter Wurst zu essen, denn das Fett im Fleisch verhindert, dass Sie das Eiweiß aus dem Fleisch voll verwerten. Sie haben dann zwar vielleicht einen großen Braten gegessen, aber trotzdem nicht genug Eiweiß verzehrt, das Ihr Körper auch einbauen kann. Eine andere Variante ist die Verwendung von Eiweiß-

Kurz gefasst: Eiweiß

Eiweiß ist ein wichtiger Makronährstoff, denn er kommt in unserem Körper in größeren Mengen vor als jede andere Substanz mit Ausnahme von Wasser. Aus Eiweißen, die wir über die Nahrung zu uns nehmen, werden Hormone, Muskeln, Enzyme, Antikörper, Haut, Haare und vieles mehr gebildet. Wir brauchen täglich Eiweiß, um all diese Substanzen und Strukturen im Körper herzustellen, und auch, um sie zu reparieren. Es gibt für uns gute und schlechte Eiweißlieferanten. Gute Eiweißlieferanten sind fettarm, wie mageres Fleisch, schlechte Eiweißlieferanten sind fett, wie fettes rotes Fleisch. Dieses Fett verhindert die Aufnahme des Eiweißes für unseren Körper und hat zusätzlich alle Nachteile von schlechtem Fett. Wichtig für die Aufnahme des Eiweißes ist, dass der Körper ausreichend mit dem Vitamin-B-Komplex versorgt ist, denn B-Vitamine gewährleisten die optimale Verwertung des Eiweißes.

pulver, das Sie z. B. ins Müsli geben können, um auch dort ein Gleichgewicht von Eiweiß und Kohlenhydraten herzustellen. Ich empfehle Ihnen, Eiweißpulver ohne Süßstoffe und Geschmacksstoffe zu verwenden. Lesen Sie bitte mehr ab Seite 65.

Fett ist nicht gleich Fett

In unserem Körper ist Fett der beste Energiespeicher, den wir haben. Fett hält warm. Fett hält unsere inneren Organe an ihrem Platz. Fett lässt uns in Notzeiten überleben. Fett ist Schutzpolster, z. B. an Ferse und Gesäß. Zellmembranen werden aus Fett gebildet. Fett ist der wichtigste Baustein des Gehirns, der Nerven und vor allem: Fett ist der wichtigste Baustein für die Bildung guter Eicosanoide.

Die drei Arten von Nahrungsfetten

Gesättigtes Fett

Es wird so genannt, da seine Fettsäuren mit Wasserstoff abgesättigt sind. Sie sind träge, gehen keine Verbindung ein und gehen direkt auf die Hüften. Die meisten tierischen Fette sind gesättigt und erstarren bei Raumtemperatur. Beispiele: Butter, fetter Käse, Fett in Wurst und viele mehr.

Einfach ungesättigtes Fett

Es ist bei Raumtemperatur flüssig und im Kühlschrank fest. Beispiele: Olivenöl, Rapsöl, Mandelöl.

Mehrfach ungesättigtes Fett

Es bleibt immer flüssig. Beispiele: Öle aus Leinsamen, Distel, Walnüssen, Weizenkeimen.

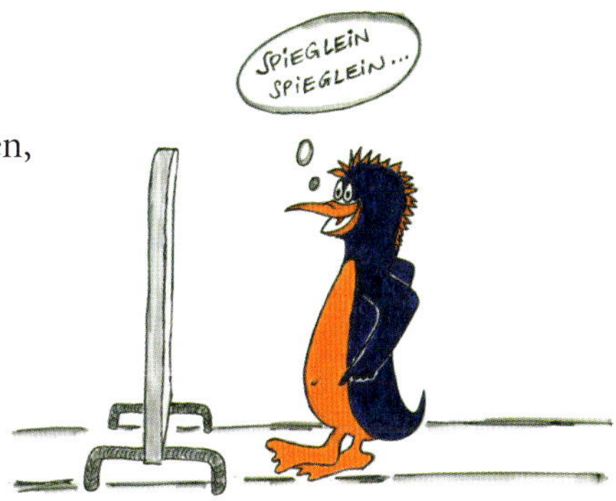

Gute und schlechte Fette

Es gibt gute und schlechte Fette, sie beeinflussen unseren Stoffwechsel. Gute Fette sind einfach und mehrfach ungesättigt. Sie sind die Bausteine für gute Eicosanoide – die Häuptlingshormone, die unsere 60 Billionen Zellen steuern. Gute Fette sorgen für einen guten Stoffwechsel. Schlechte Fette bedingen einen schlechten Stoffwechsel. Schlechte Fette sind gesättigte Fette und die Bausteine für schlechte Eicosanoide.

Unser Stoffwechsel ist dann gut, wenn die Nährstoffe, die in den Blutkreislauf einströmen, in die Zelle wechseln können und auch wieder aus ihr heraus. Die Zellmembran, die jede unserer 60 Billionen Zellen umgibt, wird aus Fett gebildet. Da auch die Zellmembran sich dauernd erneuert, braucht sie ständig neues Material für ihren Auf- und Umbau. Die Membran baut ein, was ihr zugeführt wird – gute Fette oder schlechte Fette.

Guter und schlechter Stoffwechsel

Ein guter Stoffwechsel ist dann gewährleistet, wenn die Zellmembran aus guten Fetten gebaut und dadurch dünn und elastisch ist. Ein schlechter Stoffwechsel besteht dann, wenn die Membran aus schlechten Fetten gebaut ist, die sie dick und unelastisch machen. Sie »verstopft«. Ein ungenügender Nährstoffaustausch – schlechter Stoffwechsel – ist die Folge. Diese Minderversorgung der Zellen führt zu Unwohlsein und Krankheit, denn die Zelle kann nicht

Gute und schlechte Fette

Gute Fette

- Olivenöl
- Rapsöl
- Leinöl
- Mandelöl
- Erdnussöl
- Mandeln
- Avocado
- Erdnüsse
- Walnüsse
- Macadamianüsse
- Erdnussbutter pur
- Tahin

Schlechte Fette

- Butter
- Sahne
- Rahmkäse
- Sauerrahm
- Schweineschmalz
- gehärtete Pflanzenfette
- gesättigte Fette in fettem rotem Fleisch
- Fett des Eigelbs

mehr arbeiten. Es sind alle Zellen im Körper betroffen, denn alle haben eine Membran. Also hat das auch Auswirkungen auf die Insulinrezeptoren, wenn zu viel schlechtes Fett verzehrt wird, denn das führt zu Insulinresistenz und letztendlich zu Typ-2-Diabetes.

So erscheint es doch logisch, ... wesentlich mehr gute als schlechte Fette zu verzehren, denn gute Fette halten die Zellwände dünn und elastisch. Wenn wir uns daran halten, haben wir einen guten Stoffwechsel mit allen positiven Folgen, wie körperliche und geistige Maximalkraft, denn alle Zellen sind gut mit Sauerstoff und Nährstoffen versorgt und können ihre maximale Arbeit verrichten. Und nicht zu vergessen: Läuft unser Stoffwechsel optimal, wird die Nahrung, die wir zu uns nehmen, besser aufgenommen und verarbeitet, d. h., wir können mehr essen und haben trotzdem weniger Figurprobleme – wenn der Einsatz nicht lohnt!

Essen Sie, wenn Sie schlechte Kohlenhydrate zu sich nehmen, immer zu Ihrem Eiweiß auch noch etwas gutes Fett.

Fette und der Blutzuckerspiegel

Fette haben keine direkte Wirkung auf die Ausschüttung von Insulin und Glukagon, also auf den Blutzuckerspiegel, sondern sie haben eine indirekte Wirkung auf den Blutzuckerspiegel. Das äußert sich so, dass gute Fette die Aufnahmegeschwindigkeit von Kohlenhydraten in den Blutkreislauf verlangsamen. D. h.: Verzehren wir zu Brot oder anderen ungünstigen Kohlenhydraten etwas gutes Fett wie Avocados oder Olivenöl, können wir dadurch die Aufnahmegeschwindigkeit des Zuckers ins Blut etwas verlangsamen, und dementsprechend wird auch das Insulin nicht so schnell aus der Bauchspeicheldrüse ausgeschüttet.

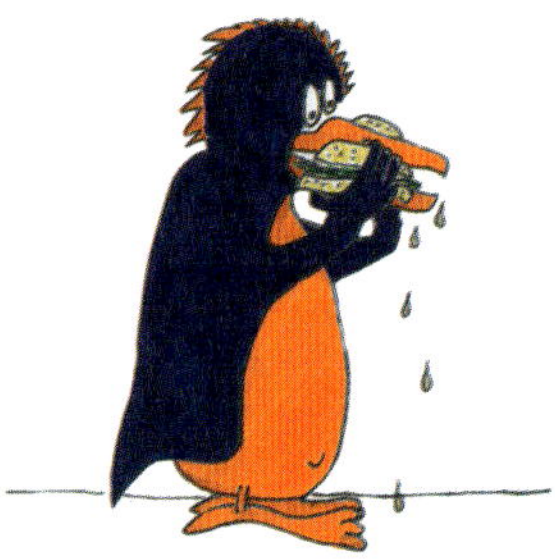

Schlechte Fette und Eiweiß

Leider verhindert träges, gesättigtes Fett, dass das Eiweiß vom Körper vollständig aufgenommen wird. D. h., der so beliebte Schweinebraten oder Fleischkäse ist für uns keine hochwertige Eiweißquelle. Das ist nur bei fettarmen Eiweißlieferanten wie beispielsweise Geflügel oder fettarmem Quark oder Käse der Fall. Es ist wichtig zu wissen, dass, egal welches Eiweiß Sie zu sich nehmen, die komplette Aufnahme und Verwertung nur dann der Fall ist, wenn der Eiweißlieferant fettarm ist. Schlechtes Fett, auch in fetten Eiweißlieferanten, behindert die Eiweißverwertung.

Kurz gefasst: Fette

Es gibt gute und schlechte Fette. Die guten Fette sorgen für einen guten Stoffwechsel, sie tragen zu körperlicher und geistiger Maximalkraft bei. Sie sind die Grundbausteine für gute Eicos, also für Gesundheit und Schlankheit.

Die schlechten Fette haben einen schlechten Stoffwechsel zur Folge, sie tragen zu Krankheit und Dickleibigkeit bei. Sie sind die Grundbausteine für schlechte Eicos und erhöhen die Schmerzübertragung um ein Vielfaches. Außerdem verhindern diese Fette die Aufnahme von Eiweiß.

Wichtig ist, dass Sie zu jeder Mahlzeit etwas gutes Fett verzehren, denn das kurbelt den Stoffwechsel an und hält außerdem unsere Zellwände dünn und elastisch.

Meiden Sie Transfette

Das sind gehärtete Fette, die durch Druck- und Wärmebehandlung aus ungesättigten Fettsäuren entstehen, wie billige Margarine, Fett in Fertigprodukten und viele mehr. Achten Sie auf den Hinweis: gehärtete Fette. Diese Fette sind der Grundbaustein für die schlechten Eicos und schaden unserer Gesundheit.

Omega-3-Fettsäuren

Wie bereits beschrieben, gibt es gute und schlechte Fette. Die Omega-3-Fettsäuren sind so gut und wichtig, dass ich ihnen ein ganzes Kapitel widme. Omega-3-Fettsäuren kommen in Fischen vor und sind in unserer Nahrung unterrepräsentiert. Seit langem ist bekannt, dass Völker mit hohem Fischverzehr selten an den Krankheiten leiden, die in den Industrienationen zur Plage geworden sind: Herz-Kreislauf-Erkrankungen, Allergien, Rheuma und andere Gelenkentzündungen. Vorbeugend und heilend wirken diese lebensnotwendigen Nährstoffe nicht nur bei Kranken.

Die wichtigsten Aufgaben

Omega-3-Fettsäuren hemmen alle Entzündungsstoffe. Uns ist bekannt, dass die Acetylsalicylsäure, Wirkstoff eines unserer bekanntesten Medikamente, die Entzündungsneigung herabsetzt, indem sie die Bildung von einigen Entzündungsstoffen hemmt. Omega-3-Fettsäuren hemmen hingegen alle diese Entzündungsstoffe, völlig ohne Nebenwirkungen.

Omega-3-Fettsäuren sind die Grundbausteine für gute Eicosanoide. Und die Eicos wiederum steuern unsere 60 Billionen Zellen. Wir brauchen diese Fettsäuren dringend, um unseren Hormonhaushalt im Gleichgewicht zu halten und somit alle unsere Zellfunktionen, um zu körperlicher und geistiger Maximalkraft zu kommen und um möglicherweise Krankheiten zu umgehen. Diese Fettsäuren werden aus dem Körperfett der Fische gewonnen und uns als Fischöl zugänglich gemacht.

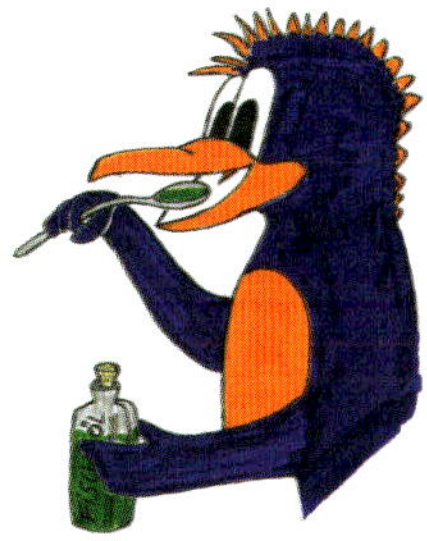

Der prähistorische Mensch – ein Fischer?

Der englische Forscher Michael Crawfort, Professor an der Uni in London, hat die These aufgestellt: Wenn der Mensch in prähistorischen Zeiten ausschließlich ein Jäger gewesen wäre, dann hätten wir nicht unsere herausragende Intelligenz entwickeln können. Er meint, die Menschen damals konnten wesentlich besser fischen als jagen und hätten wesentlich mehr Fisch als Fleisch zu sich genommen. Seine Studien haben eindeutig gezeigt, dass eine Mangelversorgung der Omega-3-Fettsäuren für eine Vielzahl von Krankheiten mitverantwortlich ist und dass die Entwicklung von Säuglingen und Kindern maßgeblich davon abhängt, ob sie ausreichend mit diesen Fettsäuren versorgt werden. In der Muttermilch sind diese Fettsäuren ausreichend vorhanden, selbst wenn die Mutter sich nicht mit Omega-3-Fettsäuren ernährt.

Omega-3-Fettsäuren verbessern nicht nur die Geschmeidigkeit der Zellmembranen, sondern helfen auch gegen Entzündungen.

Die gängigen Ernährungsregeln

Glaubte man in den 80ern und heute auch noch vielen Ernährungsratgebern, dann bedeutet das für unsere Nahrungszusammenstellung: viele Kohlenhydrate, wenig Eiweiß und kaum Fett. Diese Ernährungsregeln sind jedoch falsch und bringen uns in einen verheerenden Kreislauf. Wer an diese Regeln geglaubt hat und noch glaubt, tritt in einen fatalen Kreislauf ein: Gewichtszunahme, Diät, Essstörungen, Übergewicht, Herz-Kreislauf-Erkrankungen, Depressionen etc. Denn es ist ganz einfach falsch, was da propagiert wird. Es ist mittlerweile kein Geheimnis mehr, dass Diabetes und Herzerkrankungen eine Volkskrankheit ersten Grades geworden sind, und das kommt nicht nur vom übermäßigen Essen. Tatsache ist, dass durch Kohlenhydrateverzehr eine Insulinausschüttung mit allen ihren negativen Auswirkungen erfolgt.

Durch die kohlenhydratreiche Ernährung und den Verzehr von fettem Fleisch und Wurst wird viel von der unerwünschten Arachidonsäure produziert, die wiederum die Aufnahme und Einlagerung guter Fette verhindert. Das bedeutet, dass die Ernährung mit viel Kohlenhydraten, die eigentlich gegen das Übel Fettleibigkeit ankämpfen sollte, genau das Gegenteil bewirkt: Diese Art der Ernährung verhindert die Aufnahme guter Fette und trägt zur Bildung schlechter Fette bei. Somit wird Übergewicht produziert. Denn Kohlenhydrate werden sauer verstoffwechselt und produzieren Arachidonsäure, auch wenn sie selbst keine Säure enthalten.

Die beiden Faktoren Sauerstoff- bzw. Nährstoffmangel und Entzündung sind der Beginn von Krankheit!

Die Arachidonsäure

Omega-6-Fettsäuren bilden die unerwünschte Arachidonsäure, die zu Entzündungen und Krankheit führt. Diese Fettsäuren kommen in allen Tieren vor, die auf dem Land leben. Omega-3-Fettsäuren hingegen bilden die erwünschte Eicosapentaensäure, die Entzündungen entgegenwirkt; sie kommen in allen Tieren vor, die im Wasser leben. Die Arachidonsäurebildung wird verhindert, wenn Sie genug Omega-3-Fettsäuren zu sich nehmen. Außerdem sollte man

Gute Fette sind notwendig

Wir brauchen dringend gutes Fett für unsere Nerven, unser Gehirn und die Zellmembranen – einfacher gesagt: für unsere Gesundheit. Ohne gutes Fett leiden wir an Sauerstoff- und Nährstoffmangel mit allen negativen Folgeerkrankungen.

schlechte Kohlenhydrate reduzieren, sodass ein konstanter Blutzucker gewährleistet ist und gute Eicos gebildet werden. Und die Aufnahme tierischer Eiweiße sollte reduziert werden. Das Problem bei Arachidonsäure ist, dass ein Zuviel Entzündungen hervorruft und einen Sauerstoff- und Nährstoffmangel der Zellen bewirkt.

Tierisches Eiweiß reduzieren

All diejenigen, die zu Entzündungen aller Art neigen sowie zu Arteriosklerose, Rheuma, Herz-Kreislauf-Erkrankungen, Bluthochdruck, Darmerkrankungen, Nierenerkrankungen, Herzrhythmus-

Krank machender Fettstoffwechsel

Omega-3-Fettsäuren schließen eine Lücke in unserer Ernährung, denn sie haben bedeutende Auswirkungen auf unseren Fettstoffwechsel. Der Fettstoffwechsel ist ausschlaggebend für viele Erkrankungen, wie z. B.:

- Herz-Kreislauf-Erkrankungen
- Unregelmäßiger Monatszyklus
- Übergewicht
- Diabetes
- Krebs
- Schlafstörungen
- Konzentrationsstörungen
- Entzündungen aller Art
- Chronische Schmerzen
- Depressionen
- Hauterkrankungen
- Entzündliche Darmerkrankungen
- Aufmerksamkeitsdefizitsyndrom (ADS) bei Kindern
- Hyperaktivität
- Legasthenie
- Alzheimer
- Parkinson
- multiple Sklerose

störungen, Stoffwechselstörungen, Hauterkrankungen, Skeletterkrankungen oder zu Depressionen, sollten ihre Nahrung in der Weise umstellen, dass sie so wenig wie nötig tierische Eiweiße zu sich nehmen und ihren Verzehr an Omega-3-Fettsäuren stark erhöhen, indem sie entweder Fisch essen oder auf ein Fischölpräparat zurückgreifen. Um an Ihren täglichen Bedarf von Eiweiß zu kommen und dabei nicht die unerwünschte Arachidonsäure zu produzieren, bieten sich beispielsweise Tofu, Tempeh, Seitan, Eiweißpulver (ohne Süßstoff) oder Eiweißlinge an.

Die Forschung über Omega-3-Fettsäuren

Warum nimmt nicht schon jeder täglich Omega-3-Fettsäuren ein – wenn doch der Nutzen so groß und bewiesen ist? Bis jetzt wurde viel geforscht über Vitamine, Mineralien und dergleichen, auch die Erforschung der für uns so wichtigen Omega-3-Fettsäuren ist zwar lange abgeschlossen, wurde aber nicht der breiten Masse zugänglich gemacht, da diese Öle alle große Rückstände von Schwermetallen aufwiesen und zudem sehr teuer waren. Erst seit ein paar Jahren gibt es reines, d. h. ein gereinigtes Omega-3-Fettsäure-Präparat auf dem Markt. Es handelt sich hier um Fischöl. Früher verwendete man Lebertran, da aber die Leber der Meeresfische so hohe Rückstände an Schwermetallen aufweist, wird heute das Öl aus dem Körperfett der Fische gewonnen und rückstandsfrei destilliert. Aus 100 Liter Öl wird ein Liter pharmazeutisches Fischöl durch Destillierung gewonnen.

Gesunde können Omega-3-Fettsäuren vorbeugend und zur allgemeinen Leistungssteigerung einnehmen oder mindestens zweimal pro Woche fetten Fisch essen.

Omega-3-Fettsäuren heilen

Es hat sich gezeigt, dass Menschen mit oben genannten Gesundheitsproblemen auf eine zweimonatige Kur mit hoch konzentrierten Omega-3-Fettsäuren hervorragend ansprechen. Bei unseren Zivilisationsbeschwerden ist die Wirkung unmittelbar zu spüren, wie bei Konzentrationsschwierigkeiten, Kopfschmerzen, Müdigkeit und diversen Schmerzen, Depressionen, Schlafstörungen oder Hyperaktivität bei Kindern. Bei Erkrankungen, die schon weit fortgeschritten sind, wie Diabetes, Parkinson oder andere, haben sich die Omega-3-Fettsäuren als hervorragende Ergänzung erwiesen, um Begleitsymptome der Krankheit zu lindern oder zu beseitigen.

Eine Kur mit Fischöl

Nehmen Sie zwei Monate jeden Morgen zum Frühstück zwei bis drei Teelöffel reines Fischöl ein. Diejenigen, die sich noch an den furchtbaren Geschmack von Lebertran erinnern, brauchen keine Angst zu haben, denn es ist ein Öl mit Zitronengeschmack erhältlich, das nicht nach Fisch schmeckt (Bezugsadresse siehe Anhang). Herkömmliche Fischölkapseln aus der Apotheke kann ich nicht empfehlen. Denn meine Erfahrung und auch die meiner Patienten ist, dass es nach der Einnahme zu unangenehmem Aufstoßen kommt, denn die Kapseln sind im Inneren mit reinem Fischöl gefüllt – ohne Zitronengeschmack. Auch sind die Gelatinekapseln für all diejenigen mit empfindlichem Magen zu belastend und können zu Magendruck führen. Wenn Sie durch die Kur erhebliche Verbesserungen Ihres Zustands bemerken, spricht nichts dagegen, Ihr Leben lang Fischöl einzunehmen. Doch da der Körper sich auch an zu viel Gutes gewöhnen kann, empfiehlt es sich, bei einer Dauereinnahme ein bis zwei Tage pro Woche einen fischölfreien Tag einzulegen.

Meine Erfahrung mit Fischöl

Was die Konzentration und allgemeine Leistungssteigerung betrifft, habe ich eine deutliche Besserung gespürt, denn diese war für mich immens wichtig beim Schreiben dieses Buches, da ich mich auf den Zeitpunkt genau konzentrieren musste. Da ich ein Baby, eine Praxis mit drei Angestellten und einen Haushalt habe, war die Zeit oft knapp. Da musste ich flexibel sein, d. h., wenn die Kleine schlief, ran an den Laptop, ohne Pause. Das wäre ohne Fischöl, einer ausgewogenen Ernährung, Sport und Unterstützung zu Hause nicht möglich gewesen, denn es bedeutete langes Arbeiten und wenig Pausen.

Vorteile von Fischöl

Durch die neueste Technik der molekularen Destillation, die es erst seit 1999 gibt, ist ein Fischöl erhältlich, das folgende Kriterien erfüllt: Es enthält keine Rückstände von Schadstoffen, und ein Großteil der gesättigten Fette werden entfernt. Der Körper nimmt dadurch wenig Arachidonsäure auf. Das Öl weist eine hohe Konzentration auf, d. h. mindestens 60 Prozent. Die sonst zu erhaltenden Öle haben eine Konzentration von 35 Prozent.

Nachteil von frischem Fisch

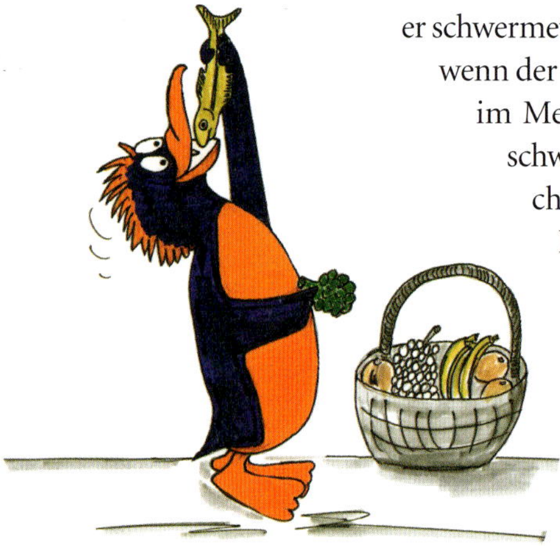

Wir wissen nicht, was mit dem Fisch alles schon passiert ist, bis er in unsere Ladentheken kam: Ist er gezüchtet und voller Antibiotika? Ist er schwermetallbelastet? Dies ist nicht immer zu umgehen, selbst wenn der Fisch im Bioladen gekauft wird: Er schwamm auch im Meer und wir wissen nicht, ob er, gerade friedlich schwimmend, sich neben einem Schiff befand, das seine chemischen Abfälle dort gerade loswurde, und der Fisch eine hohe Dosis von Schwermetallen und Giften, wie Dioxin, Quecksilber oder PCB, aufgenommen hat. Das Bundesinstitut für Risikobewertung rät sogar Schwangeren oder stillenden Frauen davon ab, große Seefische wie Thunfisch, Rotbarsch oder Heilbutt zu essen, denn in diesen Fischen – die Endglieder der Nahrungskette – ist immer wieder Quecksilber in erhöhter Konzentration nachgewiesen worden. Dies kann zu Entwicklungsschäden führen. Bezugsquellen für hochwertiges, gereinigtes Fischöl entnehmen Sie bitte dem Anhang.

Kurz gefasst: Omega-3-Fettsäuren

Omega-3-Fettsäuren sind die Grundbausteine für die guten Eicosanoide – für Gesundheit, Schmerzfreiheit und eine gute Figur. Man kann sie mit der Nahrung zu sich nehmen als fetten Fisch oder als Fischöl, denn die meisten essen nicht dreimal pro Woche fetten Fisch. Diese Menge wird benötigt, um eine ausreichende Versorgung mit diesen wertvollen Fettsäuren zu gewährleisten. Omega-3-Fettsäuren machen die Zellmembranen dünn und elastisch. Sie reduzieren die Bildung von Arachidonsäure. Diese Säure ist der Grundbaustein für die schlechten Eicos, die wiederum Entzündungen hervorrufen. Omega-3-Fettsäuren sind die Grundbausteine für die guten Eicos, die unsere 60 Billionen Zellen steuern.

Der Säure-Basen-Haushalt

Ob eine Flüssigkeit in unserem Körper sauer oder basisch ist, hängt von einem niedrigen oder hohen pH-Wert ab. Der pH-Wert ist sozusagen die Maßeinheit, um auszudrücken, ob eine Lösung basisch oder sauer ist. Der Wert gibt die Anzahl der freien Wasserstoffatome in unseren Flüssigkeiten an. Wasser z. B. hat einen pH-Wert von 7, der als neutral gilt. Je niedriger (kleiner als 7) der pH-Wert, desto saurer, je höher (größer als 7), desto basischer ist das Milieu. Messen können wir ihn in Urin, Blut, Speichel und im Stuhl. Der pH-Wert eines Neugeborenen beträgt 7,38, d. h., dass unser Körper leicht basisch ist oder sein sollte, denn das Verhältnis von Säuren und Basen verschiebt sich je nachdem, ob säure- oder basenbildende Lebensmittel verzehrt werden.

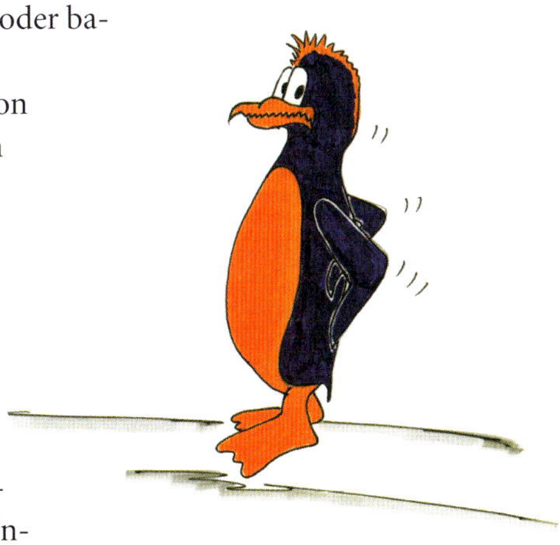

Die Säure zwingt den Körper zur Bildung von sauren Salzen, so genannten Schlacken. Wenn sich zu viele Säuren im Körper befinden, muss dieser sie neutralisieren. Dies geschieht unter Zuhilfenahme von Mineralstoffen aus den körpereigenen Mineralstoffdepots, wie Knochen, Gefäße, Knorpel, Blut, Zähne, Haare. Das Verhältnis von Säuren und Basen im einem pH-Bereich von 7 gilt es, aufrechtzuerhalten, damit Körper und Geist funktionstüchtig bleiben, denn zu viel Säure behindert lebenswichtige Stoffwechselvorgänge. Wo es zu sauer wird, da stirbt das Leben – das gilt für Bäume wie für uns Menschen. Ein Zuviel an Basen muss umgekehrt ebenfalls durch Säure ausgeglichen werden.

Warum ist der Säure-Basen-Haushalt so wichtig?

Unser Säure-Basen-Haushalt zeichnet sich durch seine enorme Pufferkapazität aus. Durch unsere Ernährung und schnelle Lebensführung neigt der Stoffwechsel dazu, zu viele Säuren zu bilden. Die meisten Menschen sind heute daher übersäuert, d. h., sie beanspruchen ihre Basen stark. Es gibt zwar Gegenregulatoren, wie die Lunge, über die man Säure in Form von Kohlendioxid abatmet, oder die Niere, über die Säure ausgeschieden wird, oder auch die Haut, die Säuren mit dem Schweiß ausscheidet. Sind diese Gegenregulatoren aber durch zu viel Säure überlastet, muss das Bindegewebe die Folgen tragen – es übersäuert. Zu viel Säure wird auch bei einer negativen Gefühlslage mit Stress, Angst und Trauer gebildet. Auch Extremsport oder chronische Gärungsvorgänge im Darm sind ein Grund, ebenso wie Bewegungsmangel und Übergewicht.

Basenbildende Lebensmittel

- Obst
- Hülsenfrüchte
- Gemüse
- Wasser
- Salat

Säureerzeugende Lebensmittel

Zu den Lebensmitteln, die Säuren erzeugen, gehören vor allem die tierischen Lebensmittel, wie: Fleisch, Fisch, Eier, Käse, Quark, deren Proteine viele saure Mineralstoffe enthalten, wie Schwefel, Fluor, Jod, Chlor, Phosphor. Sie müssen im Körper durch körpereigene Mineralstoffe neutralisiert werden. Außerdem bilden alle schlechten Kohlenhydrate, wie Weißmehl, Kuchen, Nudeln, polierter Reis Säure, denn sie werden sauer verstoffwechselt, obwohl sie selber keine sauren Mineralstoffe enthalten.

Die Folgen von Übersäuerung

- Osteoporose
- Cholesterinerhöhung
- Herzinfarkt
- Arthrose
- Allergie
- Übergewicht
- Parodontose
- Verdauungsstörungen
- Gicht
- Rheuma
- Erkrankungen des Skelettsystems
- Hörsturz
- Migräne
- Immunschwäche

Den Säure-Basen-Haushalt harmonisieren

Wenn Sie sich nach den Kriterien von welleat ernähren, dann essen Sie ohnehin nur so viel Eiweiß, also säurebildende Lebensmittel, wie Sie brauchen, um Ihren Eiweißbedarf zu decken, und nicht mehr. Dazu kombinieren Sie immer basenbildende Lebensmittel wie Gemüse, Obst und Salat. Durch die Reduktion schlechter Kohlenhydrate verringern Sie in großem Maß die Aufnahme von säurebildenden Lebensmitteln. Für den Säure-Basen-Haushalt ist es außerdem wichtig, sich regelmäßig zu bewegen.

Was Sie noch tun können: Einige Nährstoffpräparate mit Kalium und Zink helfen, bei der Entsäuerung. Die herkömmlichen Basenpulver aus der Apotheke kann ich leider nicht empfehlen, denn deren Moleküle sind oft so groß, dass sie nicht bis ins Zellinnere vordringen. Zur Entsäuerung empfehle ich hingegen physiologische Kristallsalzlösung, z. B. enthalten in BelaPlus. Dieses Produkt ist durch ein spezielles Verfahren aus hoch ionisiertem Himalaja-Kristallsalz hergestellt und dringt bis tief in unsere Zellen ein.

Den pH-Wert können Sie selbst optimal mit Teststreifen aus der Apotheke über Ihren Speichel bestimmen. Der pH-Wert des Speichels ist über den Tag gesehen konstant und sollte immer einen Wert zwischen 7 und 8 haben.

Kurz gefasst: Der Säure-Basen-Haushalt

Ob eine Flüssigkeit in unserem Körper sauer oder basisch ist, hängt von einem niedrigen oder hohen pH-Wert ab. Der pH-Wert ist sozusagen die Maßeinheit, die auszudrückt, ob eine Lösung basisch oder sauer ist. Wir können den pH-Wert unseres Organismus, der sich optimalerweise bei 7,3 befinden sollte, maßgeblich durch unser Verhalten sowie durch Bewegung und Nahrungsaufnahme beeinflussen, um zu körperlicher und geistiger Maximalkraft zu kommen und um Krankheiten zu verhindern. Dazu ist es wichtig, viel basenbildende Lebensmittel zu essen, wie Obst, Gemüse oder Salat, und weniger säurespendende, wie Fleisch, Eier und Milchprodukte, sowie ausreichend Wasser zu uns zu nehmen. Diese Kriterien sind bei welleat erfüllt, denn Sie essen nur so viel säurespendende Lebensmittel, wie Sie brauchen, um den Eiweißbedarf zu decken.

Der Salzhaushalt

Salz ist für unsere Gesundheit genauso wichtig wie Wasser. Ohne Salz und ohne Wasser ist Leben nicht denkbar. Salz ermöglicht die elektrische Leitfähigkeit und übernimmt damit die Übertragung von elektischen Ladungen von einer Zelle zur anderen. Ein uns aus dem Physikunterricht bekannter Versuch zeigt dies sehr anschaulich: Zwei Enden eines unterbrochenen Stromkreises, an den eine Glühbirne geschaltet ist, werden in ein Glas mit destilliertem Wasser, das also keine Salze enthält, getaucht. Die Lampe brennt nicht, denn das Wasser besitzt keine Leitfähigkeit. Wird nun eine kleine Prise Salz ins Wasser gegeben, fängt die Lampe an zu leuchten.

Natrium ist enthalten in unraffiniertem Salz, Soja, Bohnen, Vollkornprodukten, Mandeln, Fisch und Fleisch.

Kochsalz, wie wir es in unseren Supermärkten finden, hat nichts mit dem Salz zu tun, wie es ursprünglich zusammengesetzt war. Natürliches Salz besteht aus 84 Mineralstoffen und Spurenelementen, die für uns direkt verfügbar sind und den Mineralien in unserem Blut entsprechen. In 1 Liter Blut haben wir 9 Gramm Salz.

Vom weißen Gold zum weißen Gift

Salz wurde lange das weiße Gold der Erde genannt. Warum ist man heute von dieser Bezeichnung abgekommen? Die Antwort ist einfach: Man bezeichnet nichts als Gold, das giftig ist. Zur Zeit der Industrialisierung wurde begonnen, das weiße Gold zu raffinieren. Aus den ursprünglich 84 Elementen wurden 82 herausgewaschen und übrig blieben Natrium und Chlorid – unser heutiges Kochsalz.

Die chemische Industrie hat sich das Natriumchlorid als Rohstoff für die Herstellung von Salzsäure, Soda, Chlor, Seife- und Farbprodukten und vielem mehr zunutze gemacht. Leider ist diese chemische Verbindung für uns eine aggressive Substanz. Die Aggressivität wird durch Zugabe von Jod noch verstärkt. Da 93 Prozent der Salzgewinnung in die Chemie fließen und nur 7 Prozent in die Lebensmittel, bekommen wir das aufgetischt, was für chemische Vorgänge am besten funktioniert: Wir benutzen heute in der Küche das gleiche Salz zum Kochen wie für unsere Spülmaschine, denn das beste Salz für die Reinigung ist Natriumchlorid. Da kann man doch ins Grübeln kommen … vor allem, wenn man bedenkt, wie wertvoll das Ursalz für unsere Vitalität und Gesundheit ist.

Salzmangel trotz Natriumüberschuss

Viele Menschen leiden heute an Salzarmut, obwohl sie mit Natriumchlorid übersättigt sind. Wir brauchen am Tag etwa 0,2 Gramm natürliches, nicht raffiniertes Salz, damit alle elektrischen Körperabläufe reibungslos funktionieren. Die durchschnittliche Natriumchloridaufnahme – ich nenne es nicht Salz, denn es ist keines – liegt bei uns jedoch sogar bei 13 bis 19 Gramm. Es kommt überall vor: in Brot, Wurst, Käse, Fertigprodukten. Ausscheiden können wir über die Niere aber bloß 6 bis 8 Gramm am Tag. Da aber der Körper Natriumchlorid als schädliche Substanz erkennt, versucht er noch mehr auszuscheiden, d. h., unsere Niere wird überlastet. Der Rest, der nicht ausgeschieden werden kann, wird von unserem wertvollen Zellwasser ummantelt, es kommt zu Ödemen an Armen und Beinen, Herzproblemen, Lungenproblemen und vielem mehr. Zellen, denen Wasser entzogen wurde, sterben ab. Auch das nennt man Alterung – bei manchen schon sehr frühzeitig.

Ich setze mich sehr für ein Umdenken hinsichtlich der Gewinnung und Verwendung von Salz ein. Je mehr Menschen nachfragen, desto größer ist die Chance, dass wir wieder mit gutem Salz versorgt werden – denn der Verbraucher hat die Macht.

Auswirkungen von zu viel reinem Natriumchlorid

Die Natrium-Kalium-Pumpe, die für den aktiven Transport von Stoffen durch die Zellmembran in die Zelle hinein und auch hinaus lebensnotwendig ist, funktioniert nicht mehr richtig, denn es fehlt Kalium im Kochsalz: Die elektrische Spannung zwischen den Zellmembranen leidet und ist sozusagen unterbrochen. Die Folgen sind Müdigkeit, Verstopfung, Schwindel, Gereiztheit, veränderte Herztätigkeit und vieles mehr.

Welches Salz noch Gold ist

Für mich gibt es nur noch eines, zurück zu dem, wie es mal war: unraffiniertes Salz, wie Kristallsalz, Steinsalz oder Meersalz. Wir brauchen dringend gutes Salz, da es alle wichtigen Mineralien und Spurenelemente enthält. Am besten kauft man es im Bioladen, denn dort gibt es das Salz ohne Rieselhilfen, die im Verdacht stehen, die Krankheit Alzheimer zu verursachen, da sie Aluminium enthalten. Überdenken Sie bei Ihrem Einkauf auch, wo Sie Wurst, Käse, Brot und sonstige Lebensmittel kaufen. Fragen Sie deshalb beim Metzger, Bäcker oder im Bioladen nach Produkten mit unraffiniertem Salz. Ein Umdenken ist dringend notwendig.

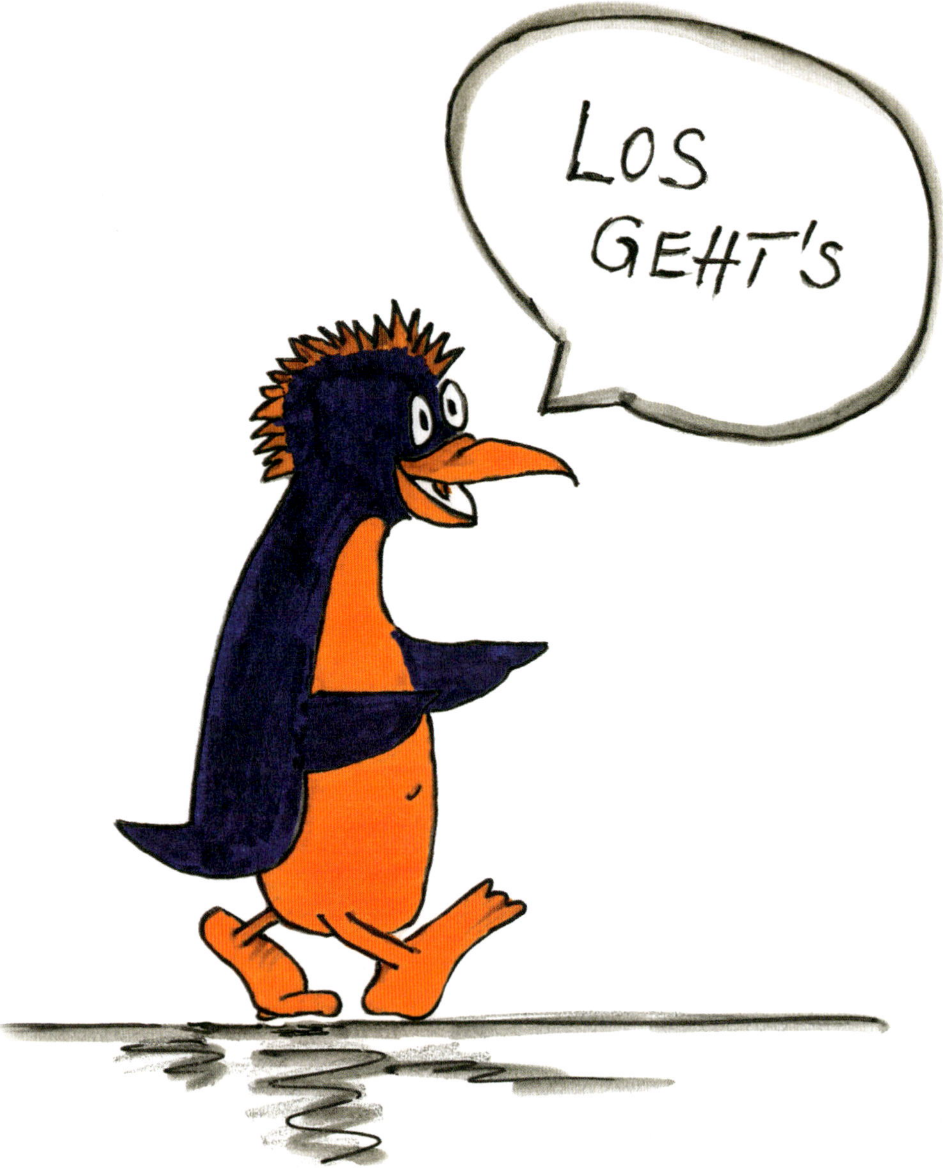
LOS GEHT'S

Das welleat-Konzept

Wer sich ausgewogen nach dem welleat-Prinzip ernährt, fühlt sich automatisch glücklich, fit und belastbar. Wie es gelingen kann, welleat im Alltag umzusetzen, und wie die optimale Kohlenhydrat-, Fett- und Eiweißzufuhr gewährleistet ist – mit vielen Kombinationsvorschlägen für einen ausgewogenen Speiseplan.

Das welleat-Konzept

Mithilfe des welleat-Konzepts erreichen Sie einen Stoffwechselzustand, mit dem Sie physisch und psychisch Maximalkraft entfalten können.

Mithilfe des welleat-Konzepts erreichen Sie einen Stoffwechselzustand, mit dem Sie physisch und psychisch Maximalkraft entfalten können. Es ist ein realer, stoffwechselbedingter Zustand, den jeder erreichen kann. Er basiert auf dem Gleichgewicht der drei Makronährstoffe: Kohlenhydrate, Eiweiß und Fett. Es geht in dem Ernährungskonzept um die Harmonie, um das Gleichgewicht der Hormone. Ich nenne diese Ernährung: welleat. Das Gleichgewicht der Hormone und infolgedessen ein optimal ablaufender Stoffwechsel haben Auswirkungen auf alle Lebensbereiche. Sie sind mithilfe eines optimalen Stoffwechsels in der Lage, scheinbar zufällige Körper- und Geistessymptome positiv zu beeinflussen. Und dies mit hoher Eigenverantwortlichkeit, denn Sie bestimmen, was Sie essen und wie es Ihnen geht. Im Laufe der Zeit wandelt sich Ihr Körperfett in Körpermasse um. Sie haben mehr Energie und erreichen Ihr Idealgewicht. Sie können Ihr Essen ohne schlechtes Gewissen genießen. Sie müssen, ja, Sie dürfen nie wieder hungern ...

welleat ist keine herkömmliche Diät

Dieses Buch stellt keine herkömmlich bekannte Diät vor. Sie müssen sich auch nicht bis zur absoluten Nervenkrise durch Entsagung selbst kasteien. Vielmehr geht es darum, die hormonelle Reaktion

Was bringt ein optimaler Stoffwechsel?

- Körperliche und geistige Maximalkraft
- Hohe Konzentrationsfähigkeit
- Geistige Klarheit
- Wachheit, die plötzliche Ermüdung nach dem Essen verschwindet,
- Spaß am Essen!
- Sättegefühl für 4 bis 5 Stunden
- Keine Gelüste auf etwas Süßes nach dem Essen
- Keine Heißhungerattacken mehr

Hormonungleichgewicht und die Folgen

- Schlafstörungen
- Depressive Verstimmungen
- Antriebslosigkeit
- Chronische Müdigkeit
- Konzentrationsschwäche
- Unstillbarer Hunger oder Durst
- Heißhunger auf Süßes
- Missmut
- Beziehungslosigkeit
- Gewichtsprobleme
- Aggressionen
- Spannungskopfschmerz
- Unerklärliche Trauer

des Körpers auf die Nahrungsmittel zu verstehen und zu begreifen, welche Hormonreaktionen für Sie am günstigsten sind, um körperliche und geistige Maximalkraft zu erreichen. Das geht über die Nahrung, und Sie können das spüren. Diese Ernährungsweise gewährleistet, dass Ihre Zellen ausreichend mit Nährstoffen, Sauerstoff und Wasser versorgt sind, denn wenn die Zellen prall gefüllt sind, können sie optimal arbeiten. welleat ist kein neuer Trend, das sind Erkenntnisse aus der Ernährungswissenschaft.

Sie entscheiden, wie Sie dieses Wissen nutzen. Es kommt auf das persönliche Ziel des Einzelnen an, auf die Prioritäten, die sich jeder setzt.

Nicht jeder reagiert auf Nahrung gleich, und doch ist eine Ernährung im hormonellen Gleichgewicht – welleat – für jeden von großem Wert für die Gesundheit (mehr dazu im Kapitel »Jeder reagiert anders«, ab Seite 104). Das hormonelle Gleichgewicht ist ausschlaggebend für unser Wohlergehen. Befinden wir uns im hormonellen Gleichgewicht, geht es uns physisch und psychisch gut. Geraten wir jedoch aus diesem optimalen Zustand, entwickeln wir körperliche oder geistige Beschwerden.

»Unerklärbare« Symptome

Die Nahrung ist unsere stärkste Medizin, mit der richtigen Ernährungsweise lassen sich Krankheiten lindern und sogar heilen. Das Wissen um die richtige Ernährung hilft Ihnen sowohl bei handfesten Krankheiten, wie auch bei Befindlichkeitsstörungen: bei Herz-Kreislauf-Erkrankungen, bei Bluthochdruck, bei hohen Cholesterinwerten, bei Allergien, bei Infektanfälligkeit, bei chronischen Schmerzen in Rücken, Gelenken und Muskeln, bei Migräne, bei

Verdauungsproblemen oder bei Hauterkrankungen. All diejenigen, die unter diesen oder ähnlichen »nicht zu erklärenden Symptomen« leiden, sind besonders aufgerufen, sich um ihr hormonelles Gleichgewicht zu kümmern. Am einfachsten geschieht dies über die Nahrung, denn essen dürfen wir täglich – und das mindestens dreimal. Und da jede Art der Nahrung eine hormonelle Reaktion zur Folge hat, kann man sie gleich so einsetzen, dass sie uns nutzt und nicht schadet – klingt logisch, oder?

Nahrung ist die wirkungsvollste Medizin, die wir zur Verfügung haben.

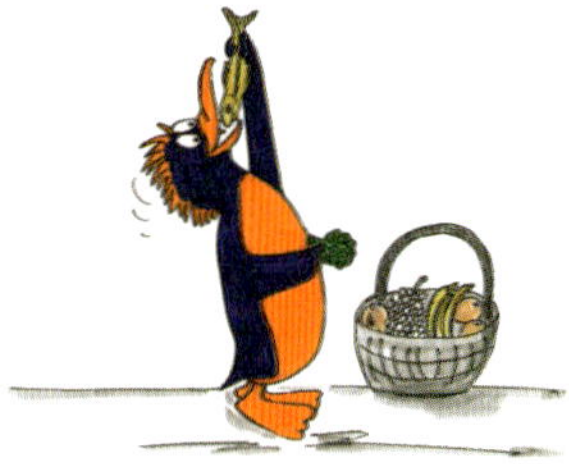

welleat im Alltag

Es ist leicht, welleat umzusetzen, bei jeder Mahlzeit, jeden Tag – immer öfter. Sie können diese Ernährung überall anwenden, ob zu Hause, unterwegs, im Restaurant oder in der Kantine. Die Kombinationen lassen sich problemlos überall zusammenstellen. Mir liegt am Herzen, dass Sie nach dem Lesen dieses Buches wirklich mehr Wissen haben und ermuntert werden, Ihre Nahrungszusammenstellung zu überprüfen. Wissen, das Ihnen nutzt, den Alltag besser durchzustehen, allen Anforderungen gewachsen zu sein, ohne einen hohen gesundheitlichen Preis zu bezahlen, Ihr Gewicht in Ordnung zu bringen oder es zu halten, Stress anders zu betrachten, gesünder, leistungsfähiger, kreativer und letztendlich auch glücklicher zu sein. Denn es ist ein gutes Gefühl, sich selbst helfen zu können. Gewichtsverlust und das Erreichen optimaler körperlicher und geistiger Gesundheit haben nicht nur etwas mit Willenskraft zu tun.

Um welleat anzuwenden, brauchen Sie keinen Arzt, keine Pillen oder teure Untersuchungen. Sie brauchen das, was Sie sowieso täglich mindestens dreimal zu sich nehmen. Sie brauchen: Nahrung. Und Sie brauchen: Information!

welleat steht auf wissenschaftlichen Füßen

In den USA kennt das Konzept fast schon jeder. Die von mir genannten Erkenntnisse basieren auf Untersuchungen von Dr. Barry Sears, der in den USA eine unglaubliche Welle losgelöst hat und ungeheuer viele Menschen damit erreicht hat, sodass sich Restaurants, Bringservices und ganze Supermärkte nach diesem Prinzip ausgerichtet haben. Das Buch »Das Optimum«, das Dr. Sears dazu geschrieben hat, ist leider so kompliziert, dass man es fast als eigenes Studium ansehen muss. Meine Erfahrung und auch die meiner Patienten ist: Es geht auch einfacher! In diesem Buch sind die Dinge so vereinfacht, dass jeder, der etwas für sich tun will, die Information direkt umsetzen kann.

Gesunde Ernährung braucht Eigeninitiative

Wir müssen uns schon selbst darum kümmern, was wir essen, und das ist etwas aufwändiger, als sich mittags an die Frittenbude zu stellen und abends ins Fastfoodlokal. Es ist eine Frage der Priorität, und der etwas abgedroschene Satz »Du bist, was du isst!« hat seine Richtigkeit. Schließlich bestehen wir rein physisch aus dem, was wir gegessen haben und was der Körper daraus gemacht hat: Körperfett oder Körpermasse. Körpermasse ist gut durchblutetes, kräftiges Gewebe, das einen hohen Stoffwechsel mit sich bringt, Körperfett ist träge und raubt uns Energien – und macht krank. Kümmern Sie sich darum, was Sie Ihrem Körper an Nahrung anbieten, Sie werden von den Wirkungen erstaunt sein. Natürlich hängt das hormonelle Gleichgewicht nicht nur von der Ernährung ab, es spielen Faktoren mit wie: Erbanlagen, Kummer, Sorgen, Existenzangst, Traumen, Verdrängung starker Gefühle und vieles mehr. In solchen Fällen hilft das welleat-Konzept, besser mit den gegebenen Umständen fertig zu werden und neue Wege aus der Misere zu finden, denn ein gestärkter Körper und Geist sind leistungsfähiger, robuster und kreativer.

Kurz gefasst: Das welleat-Konzept

- welleat ist eiweißangepasst an den Bedarf, den alle Körperstrukturen brauchen, um arbeiten zu können. In unserem Körper kommt Eiweiß (Protein) in größeren Mengen vor als jede andere Substanz mit Ausnahme von Wasser.
- welleat reduziert »schlechte« Kohlenhydrate, also solche, die eine hohe Insulinausschüttung zur Folge haben.
- welleat reduziert schlechte, also gesättigte Fette.

Außerdem wird im welleat-Konzept geachtet auf:

- Ausreichende Flüssigkeitsaufnahme
- Ausreichende Bewegung
- Reduktion von Stress
- Schärfung des kritischen Bewusstseins darüber, was uns »aufgetischt« wird

Die welleat-Mahlzeit

Wenn Sie das Kapitel »Was die Nahrung mit uns macht« (ab Seite 16) gelesen haben, sind Sie theoretisch jetzt schon fit! Jetzt kommt es zur Praxis, endlich darf gegessen werden. Wie Sie gesehen haben, liegt das Geheimnis darin, die Makronährstoffe von Eiweiß, Kohlenhydraten und Fett so zu kombinieren, dass der Blutzucker weitgehend konstant bleibt, also eine hohe Insulinausschüttung vermieden wird. Dies wird durch die Kombination von guten Eiweißen und guten Kohlenhydraten erreicht. Außerdem sollten gute Gewebshormone, die Eicosanoide, gebildet werden. Und dazu brauchen Sie gute Fette.

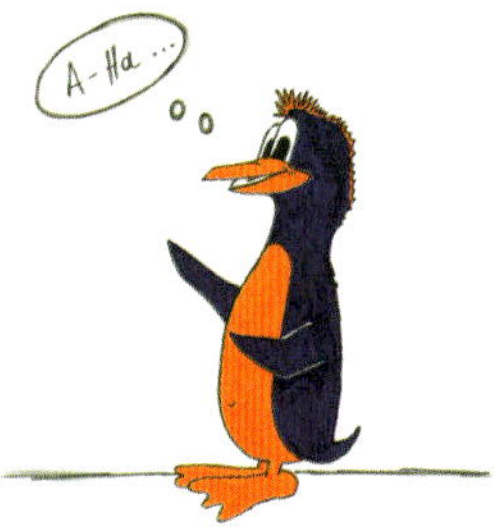

Wie hoch ist der Eiweißbedarf?

Jetzt stellt sich also die Frage, was und wie viel kann man essen, um ins hormonelle Gleichgewicht und dadurch zu mehr Leistungsfähigkeit, Gesundheit und einer guten Figur zu kommen? Beim Berechnen des täglichen Eiweißbedarfs, wie er von der Weltgesundheitsorganisation (WHO) empfohlen wird, entstanden vor meinem inneren Auge große Fragezeichen. Die WHO rät: 0,8 bis 2,0 Gramm reines Eiweiß pro Kilo Körpergewicht pro Tag. Damit kann niemand etwas anfangen, denn was sind denn z. B. 70 Gramm reines Eiweiß? Ein Putenschnitzel von 140 Gramm hat einen reinen Eiweißgehalt von 40 Gramm. Das weiß ich, weil ich es nachgelesen habe. Aber Sie wussten das vermutlich nicht – und müssen das auch nicht wissen. Es geht auch leichter: Frauen und Männer brauchen unterschiedlich viel Eiweiß. Sie können Ihren Eiweißbedarf je nach Sättigungsgefühl, Verträglichkeit und körperlicher Betätigung mit den Richtwerten im Kasten rechts selbst bestimmen. Dabei sind die unteren Werte für Frauen gedacht, die oberen Werte sollen Richtlinien für den Bedarf von Männern sein. Diese Werte können nur Richtwerte sein, sollten aber trotzdem weder nach oben noch nach unten zu sehr verlassen werden. Beobachten Sie sich und Ihre körperlichen und geistigen »Beschwerden«, und Sie werden für sich die richtige Menge Eiweiß finden, die Sie sowohl körperlich als auch geistig in den optimalen Stoffwechselzustand bringt – und zwar bei jeder Mahlzeit, jeden Tag.

Faustformel für die Hauptmahlzeiten

Damit Sie nicht immer abwiegen müssen, gebe ich Ihnen im Folgenden eine Faustregel an (siehe Seite 64). Trotzdem ist es ratsam, sich die Mengen an Eiweiß mit einer Brief- oder Lebensmittelwaage einmal abzuwiegen, um überhaupt ein Gefühl für Mengen zu bekommen. Danach haben Sie es im Blick oder im Gefühl oder Sie nehmen einfach die Faustformel zu Hilfe.

Eiweißbedarf

Hier angegeben sind die Eiweißmengen, die der Organismus von Frauen und Männern bei einer Mahlzeit verstoffwechseln kann (Frauen orientieren sich eher an den unteren Werten dieser Angaben, Männer an den oberen). Es handelt es sich um Maximalmengen, d. h. es darf auch weniger gegessen werden. Bei Schwangeren und körperlich schwer Arbeitenden erhöht sich der Bedarf um 25 Prozent. Bei Hochleistungssportlern erhöht sich der Bedarf um 50 Prozent. Es kann pro Mahlzeit verzehrt werden:

Fleisch	90–120 g Dies entspricht in etwa der Dicke und Größe des eigenen Handtellers.
Fisch	140–180 g Dies entspricht in etwa der Dicke und Größe des eigenen Handtellers.
Tofu, fest	180–240 g
Tofu, weich	240–320 g
Käse	120 g
Hüttenkäse	200 g
Eiklar	6–8 Stück
Quark	250 g
Putenwurst	90–100 g
Schinken	90–120 g

Faustformel für die Hauptmahlzeiten

Kombinieren Sie:

- Einen Handteller Fleisch oder Fisch mit zwei Handtellern guter Kohlenhydrate
- oder einen Handteller Fleisch oder Fisch mit einem Handteller schlechter Kohlenhydrate

Alternative Eiweißkombinationen

Kombinieren Sie andere Eiweiße als Fisch oder Fleisch zu den Kohlenhydraten, dann richten Sie sich nach den auf Seite 63 im Kasten beschriebenen Mengen. Beispiel: 250 Gramm Kräuterquark mit einem Handteller Kartoffeln. Oder: 200 Gramm festen Tofu mit zwei Handtellern Paprikagemüse.

Schlechte Kohlenhydrate sollen im begrenzten Maße genossen oder auch öfter mal gemieden werden.

Wenn Sie weniger Eiweiß essen wollen, als es die Höchstmenge erlaubt, sollten Sie zugleich auch die Menge der Kohlenhydrate reduzieren, um nicht aus dem Gleichgewicht zu kommen. Das gilt vor allem für die schlechten Kohlenhydrate, wie Kartoffeln, Reis, Nudeln, Klöße und dergleichen.

Bei den guten Kohlenhydratlieferanten wie Gemüse, Hülsenfrüchte und Salat bringt auch eine größere Menge Sie nicht aus dem Gleichgewicht, denn der Insulinausschlag ist geringer und vor allem dosierter. Die einzige Begrenzung, die es bei den guten Kohlenhydraten gibt, ist der gesunde Menschenverstand.

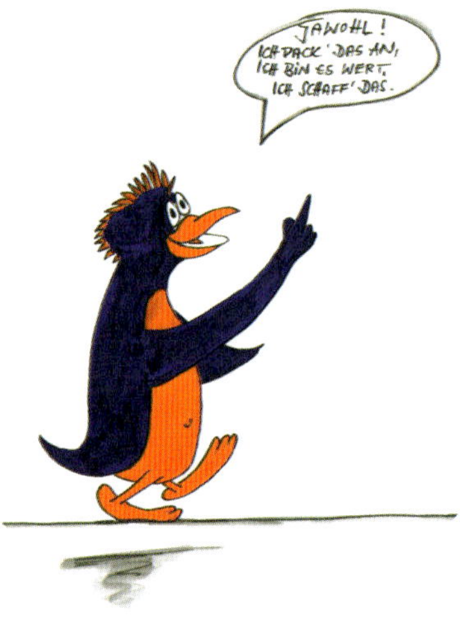

Keine Angst vor den Eiweißmengen – wir kommen mit wenig aus

Probieren Sie es aus, und Sie werden merken, dass die in etwa angegebenen Mengen völlig ausreichen, um satt und leistungsfähig zu sein. Am Anfang hat man Sorge, ob es reicht. Aber jedes Zuviel, das Sie dem Körper aufladen, ist belastend und somit nicht gesundheitsförderlich. Und es macht müde und schlapp. Vielleicht kann dies der folgende Satz etwas deutlicher machen: Ein Viertel der Nahrung, die wir zu uns nehmen, brauchen wir. Die anderen drei Viertel machen Sie früher oder später krank.

Kohlenhydrate zum Frühstück oder Abendessen

Die Mengen der verschiedenen Eiweiße kennen Sie jetzt schon. Sie sind im Kasten auf Seite 63 beschrieben und gelten für jede Mahlzeit, ob Frühstück, Mittag- oder Abendessen. D. h., wir müssen uns nun noch um die Kohlenhydrate für das Frühstück oder Abendessen kümmern. Bei den guten Kohlenhydraten gilt auch hier: Essen Sie, bis Sie satt sind, und schalten Sie den gesunden Menschenverstand ein. Bei den schlechten Kohlenhydraten gibt es eine Begrenzung, um den Insulinausschlag gering zu halten. Da es sich um Frühstück oder Abendessen handelt, sprechen wir hier von Müsli und Brot. Kochen Sie hingegen zum Abendessen, dann richten Sie sich nach der Faustformel für die Hauptmahlzeiten.

Die Höchstmengen von schlechten Kohlenhydraten bei einer Mahlzeit sollten folgende Werte nicht übersteigen:

- 60 Gramm Vollkornbrot,
- 60 Gramm Müsli aus vollem Korn und ohne Zucker.

Mit diesen Mengen an schlechten Kohlenhydraten ist ein konstanter Blutzucker gewährleistet, wenn Sie dazu die Höchstmenge an Eiweiß kombinieren.

Zur Erinnerung: Was ist ein Eiweißling?

Ein Eiweißling ist reines, gepresstes Eiweiß aus Hülsenfrüchten in Kapselform (siehe Seite 38), also kein Medikament. Sie können ihn zu Ihrer Nahrung kombinieren, wenn Sie gerade kein Eiweiß in Form von Fisch, Fleisch, Quark oder anderem zur Hand haben. Ein

Woraus besteht ein Eiweißling?

Ein Eiweißling besteht aus acht essenziellen Aminosäuren: Isoleucin, Leucin, Valin, Lysin, Methionin, Phenylalanin, Threonin und Tryptophan. Diese für uns lebenswichtigen Bausteine können wir nicht selbst herstellen und sind darauf angewiesen, sie über die Nahrung aufzunehmen.

Beispiel: ein großer Teller Nudeln oder Gemüse mit Kartoffeln. Wenn Sie dazu Eiweiß in Form eines Eiweißlings kombinieren, bringt auch ein reines Kohlenhydratessen Sie nicht aus dem hormonellen Gleichgewicht. Es handelt sich bei dem von mir so genannten Eiweißling um ein Nahrungsergänzungmittel namens »Pro Shape«, das Sie im Internet über den Versandhandel und über die Bezugsquelle aus dem Anhang entnehmen können. Ich und meine Patienten haben sehr viel gute Erfahrung mit dem Eiweißling gemacht und möchten ihn nicht mehr missen.

Der Eiweißling besitzt einige Vorteile gegenüber herkömmlichem Eiweiß aus der Nahrung: Er wird aus dem Eiweiß von Hülsenfrüchten gewonnen, er ist somit vegetarisch und bildet keine Säure. Und vor allem: Er stellt alle acht Aminosäuren in der für Menschen optimalen Zusammensetzung zur Verfügung und hat keinerlei Zusatzstoffe. Die Verwertbarkeit des Eiweißlings in unserem Körper beträgt 99 Prozent. Das bedeutet, dass wir 99 Prozent für die Proteinbiosynthese, u. a. für den Zellaufbau (zur Unterstützung der Gesundheit, gegen die Faltenbildung der Haut und vorzeitige Alterung) verwenden, und es fällt dabei nur 1 Prozent Stickstoffabfall an, den wir als Harnstoff aus dem Körper ausscheiden. Zum Vergleich: Bei einem Hühnerei können wir 48 Prozent der Proteine verwenden, 52 Prozent sind Abfall, der Säure bildet. Bei Käse können wir 16 Prozent verwenden, 84 Prozent sind Abfall, also Säure. Bei Fleisch verwerten wir 40 Prozent.

Vorsicht: Große Mengen an Eiweißen mit hohen Stickstoffabfallprodukten belasten stark die Verdauungsorgane. Dies führt zu gesundheitlicher Beeinträchtigung.

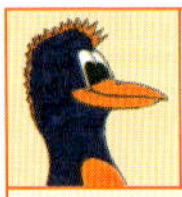

Anwendung der Eiweißlinge

Um den Blutzuckerspiegel nach dem Konzept von welleat konstant zu halten, sollten Sie bei einem reinen Kohlenhydratessen maximal drei Eiweißlinge zu sich nehmen. Die Höchstdosierung sind drei Eiweißlinge pro Mahlzeit, dies entspricht neun am Tag. Nehmen Sie zwei bis fünf Eiweißlinge pro Tag bei intensiver Muskelanstrengung, vor und nach Operationen, gegen Faltenbildung und bei erhöhtem Aminosäurebedarf, also im Krankheitsfall.

Was wollen Sie persönlich mit welleat erreichen?

Bevor Sie mit der Umsetzung des welleat-Konzepts in Ihrem Alltag beginnen, sollten Sie sich darüber klar werden, was Ihre persönlichen Ziele damit sind. Geht es Ihnen primär ums Abnehmen, oder steht bei Ihnen im Vordergrund, körperliche und geistige Gesundheit zu erreichen? Je nach persönlichem Anliegen kann man einen anderen Schwerpunkt auf die Umsetzung des welleat-Konzepts legen.

Abnehmen

Wenn es darum geht, abzunehmen, dann halten Sie sich bitte genau an die angegebenen Richtlinien und Mengen. Vor allem meiden Sie alle schlechten Kohlenhydrate und fettes, rotes Fleisch oder Wurst daraus. Denn schlechte Kohlenhydrate und schlechte Fette machen dick und krank.

Es ist wichtig, zu wissen, dass Sie sich bei jeder Mahlzeit in oder aus dem hormonellen Gleichgewicht bringen können.

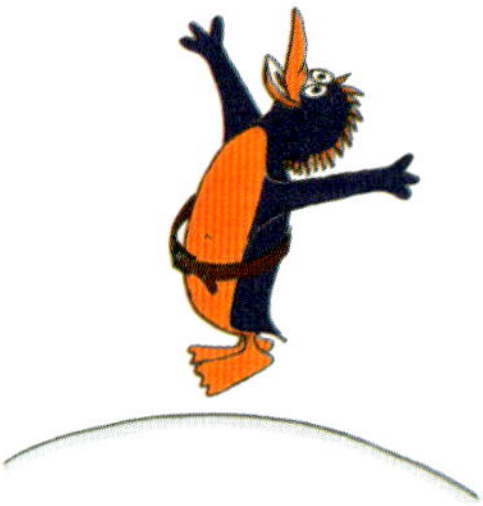

Körperlich und geistig im optimalen Zustand sein

Wenn es Ihnen um Ihre persönliche Leistungssteigerung geht und wenn Sie Ihre Gesundheit erhalten oder wieder erreichen wollen, dann beobachten Sie bitte genau, wie viel Nahrung Sie zu sich nehmen können, um Ihren optimalen Zustand zu erreichen. Manche können etwas mehr essen und bleiben in ihrem hormonellen Gleichgewicht, manche müssen sich ziemlich genau an die Mengen halten, um sich im optimalen Stoffwechsel zu befinden (siehe dazu Kapitel »Jeder reagiert anders«, ab Seite 104).

Wenn Sie bei einer Mahlzeit aus Ihrem hormonellen Gleichgewicht gelangt sind, können Sie sich bei der nächsten Mahlzeit wieder hineinbefördern. Sich selbst zu beobachten ist sehr spannend. Sie werden einen Unterschied feststellen, je nachdem, was Sie gegessen haben, und dann werden Sie bald Ihre persönlichen Mengenbedürfnisse kennen. Das ist die Menge, die Sie essen können, mit der Sie auch nach der Mahlzeit noch topfit in Körper und Geist sind und sich nicht erst einmal ein Stündchen hinlegen müssen. Wenn Sie erst einmal im welleat-Gleichgewicht waren, haben Sie eine Vergleichsmöglichkeit, um fortan festzustellen, ob Ihnen etwas gut tut oder nicht. Und ich bin mir sicher: Auch Sie streben dann nur noch Ihren optimalen Stoffwechselzustand an und verzichten automatisch auf ein fettes Stück Sahnetorte oder greifen zu Huhn anstatt zur Schweinshaxe. Sie tun es für Ihre Lebensfreude und für Ihre Gesundheit. Es lebt sich leichter, wenn man wach, leistungsfähig, kreativ, lustig, schmerzfrei und gesund ist.

Die guten Fette nicht vergessen!

Denken Sie an die guten Fette, egal, aus welchen Gründen Sie die welleat-Ernährung anwenden: Für alle ist es wichtig, zu jeder Mahlzeit etwas gutes Fett zu verzehren, in Form von Olivenöl, Avocados, Mandeln oder anderer Öle. Sie wissen das ja schon: wegen der Bildung guter Eicos! Meiden Sie schlechte Fette, wie fettes, rotes Fleisch oder fette Wurst, denn dieses Fett verhindert die Aufnahme von Eiweiß und verlangsamt unseren Stoffwechsel.

Erklären Sie einen Tag in der Woche zu Ihrem persönlichen Feiertag, z. B. zu Ihrem Kohlenhydrattag. An diesem Tag gibt es das Essen, auf das Sie auf keinen Fall verzichten wollen.

Der Kohlenhydrattag

Wenn Sie jetzt langsam Panik bekommen und sich sagen: »So ein Unsinn, das mache ich nicht, das halte ich nicht durch. Wie kann ich ohne meine Spätzle, Kartoffeln, Riesenberge Nudeln und Reis leben?« – dann wäre für Sie folgende Lösung möglich: Erklären Sie einen Tag in der Woche zu Ihrem Kohlenhydrattag. Am besten wäre der Samstag. Zum Mittagessen gibt es dann genau das, was Sie vielleicht vermisst haben oder worauf Sie einfach nicht für immer verzichten wollen: Kartoffelbrei, Nudeln satt, Knödel, Reis, Spätzle usw. Machen Sie daraus einen Feiertag, an dem etwas auf dem Esstisch landet, das es sonst nicht gibt. Auch früher gab es ja nur an Feiertagen einen fetten Braten. Natürlich ist es sinnvoll, auch an diesem Tag ein gutes Eiweiß dazu zu kombinieren, denn Sie wollen vielleicht noch etwas mit Ihrer Familie unternehmen und nicht nur auf der Couch liegen. Denn der Einfluss unserer Nahrung endet nicht beim Körper, sondern erstreckt sich auch auf unsere Psyche!

Schlechte Kohlenhydrate und die Volkswirtschaft

Es ist tatsächlich am besten, Sie nehmen für Ihren Kohlenhydrattag den Samstag, denn wenn man sich da aus dem Gleichgewicht bringt, leidet die Volkswirtschaft nicht so. Das ist eigentlich gar nicht ironisch gemeint, denn ich bin der festen Überzeugung, dass bei vielen Menschen nach einem Mittagessen in der Kantine mit Kartoffeln und fettem Fleisch oder Nudeln mit Gemüse oder Suppe und einer süßen Nachspeise Konzentrationsfähigkeit und Arbeitseifer am Nachmittag stark nachlassen. Das habe ich unzählige Male in der Praxis gehört. Nicht, dass Sie nicht mehr in der Kantine essen sollten, denn das Essen ist dort oft sehr gut, aber – die Mischung macht's – Sie sollten Ihre Mahlzeit richtig kombinieren.

Mein Wunsch ist es, in Unternehmen Vorträge über Ernährung und die Auswirkung auf die Ertragslage des Unternehmens zu halten. Das sollte gerade in der heutigen Zeit alle interessieren. Ich werde nicht behaupten, dass alle Miseren nur vom falschen Essen kommen, aber Motivation, Kreativität und geniale Einfälle bekommt man eher, wenn das Gehirn genug Nahrung hat, alles gut durchblutet ist und genug Sauerstoff zur Verfügung steht. Der durchschnittliche Gesundheitszustand von uns Deutschen entspricht etwa dem Gesundheitszustand unserer Wirtschaft: Wir leiden an Infarkten, Kollapsen, Burnout-Syndromen, Unlust, Depressionen, Schwerfälligkeit durch Erkrankungen wie Diabetes, Bluthochdruck und vielem mehr.

Behandeln Sie schlechte Kohlenhydrate wie Pralinen, denn etwas anderes sind sie ja nicht: Kohlenhydrate werden genau wie Pralinen im Körper zu Zucker zerlegt.

Kurz gefasst: Die welleat-Ernährung

Sie ist eiweißangepasst an den Bedarf, den alle Körperstrukturen brauchen, um arbeiten zu können. In unserem Körper kommt Eiweiß (Protein) in größeren Mengen vor als jede andere Substanz mit Ausnahme von Wasser. Die Ernährung nach welleat reduziert schlechte Kohlenhydrate, die eine hohe Insulinausschüttung zur Folge haben. Sie reduziert schlechte, also gesättigte Fette und sorgt bei regelmäßigem Verzehr guter Fette für die Bildung guter Eicos und zur Schonung unserer Nerven. Es ist wichtig, beim Verzehr von Eiweiß auf einen niedrigen Fettgehalt zu achten. Und dies sowohl bei Fleisch als auch bei Käse. Denn Fett mach fett und verhindert die Aufnahme von Eiweiß und blockiert den Stoffwechsel.

welleat in der täglichen Küche

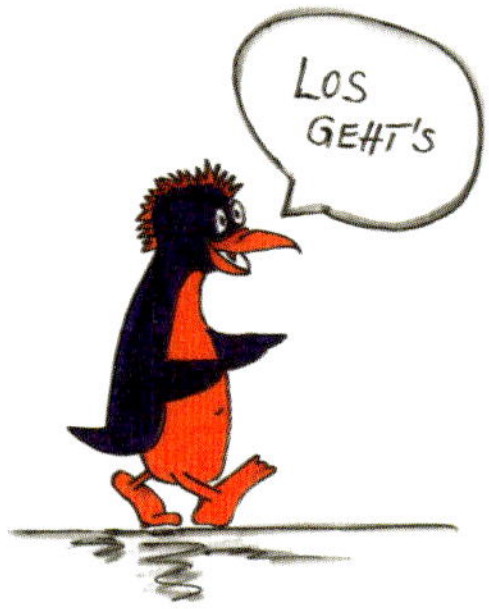

Auf den nachfolgenden Seiten möchte ich Ihnen einige Ideen und Kombinationsmöglichkeiten für die tägliche Küche liefern, mit denen Sie ins hormonelle Gleichgewicht kommen können. Es handelt es sich hierbei bewusst nicht um ausgearbeitete Rezepte, die Sie schrittweise nachkochen können. Mir ist es vielmehr wichtig, dass Sie eine Auswahl an Kombinationen erhalten, die Ihre Kreativität beflügeln, um auch selbst Rezepte für sich zu kreieren. Entweder Sie schütteln diese Rezepte aus dem Ärmel oder ziehen ein Kochbuch zur Hilfe heran. Bei den Süßspeisen gebe ich eine etwas ausführlichere Schritt-für-Schritt-Anleitung.

Ideen für das Frühstück

Es geht auch ohne die Klassiker Brot und Müsli. Probieren Sie es einfach aus, vielleicht geht es Ihnen so wie mir und ganz vielen meiner Patienten: Sie sind viel leistungsfähiger im Beruf, können sich besser konzentrieren, werden nicht schon um 10 Uhr vormittags müde und können somit Ihren Kaffeekonsum stark einschränken, haben nicht so einen Hunger auf Süßes und freuen sich aufs Mittagessen, denn Sie bekommen 4 bis 5 Stunden nach dem Frühstück angenehmen Hunger auf etwas »Richtiges«. Mein Vorschlag lautet: Wählen Sie ein Eiweiß, auf das Sie Lust haben, z. B. Hüttenkäse, Quark, Eier oder Putenbrust, und essen Sie dazu einen großen Teller frisches Obst. Das hört sich zunächst etwas befremdlich an, denn Obst mit Putenbrust ist keine gängige Kombination. Probieren Sie es einfach aus, Sie werden positiv überrascht sein.

Diese Kombination bringt Ihnen folgende Vorteile: Sie werden angenehm satt, Ihr Blutzuckerspiegel bleibt konstant, Sie bekommen schon morgens alle Vitamine und Mineralien, die Sie für den Tag brauchen – und sie nehmen viel weniger Kalorien zu sich.

Nachfolgend habe ich Ihnen einige weitere Kombinationsmöglichkeiten aufgelistet. Von den eiweißhaltigen Lebenmitteln wie Joghurt, Quark oder Hüttenkäse können Sie so viel essen, wie es im Kasten auf Seite 63 empfohlen wird. Wenn Sie das Eiweiß als Eiweißling zu sich nehmen, sind jeweils drei Eiweißlinge pro Mahlzeit zu empfehlen. Um schon beim Frühstück gute Fette zu essen, bieten sich Erdnussbutter ohne Zucker (optimale Menge: 1 Teelöffel) oder Avocado (optimale Menge: 1/2 Avocado) an. Sollten Sie sich für ein Frühstück mit Müsli oder Vollkornbrot entscheiden, empfehle ich Ihnen Mengen von 40 Gramm für das Müsli und von 60 Gramm für das Vollkornbrot. Diese Mengen sind optimal, wenn Sie dazu ausreichend Eiweiß kombinieren.

- Vanillequark mit frischen Erdbeeren und Erdnüssen,
- Joghurt mit Nüssen, Mandeln oder Erdnussbutter pur,
- Obstsalat mit Quark, Milch und frischen Nüssen,
- Obst mit Eiweißlingen, Avocado und Zitronensaft,
- Bananenquark mit Cashewkernen, auch prima als Zwischensnack,
- Bananen-Buttermilchshake mit Erdnussbutter,
- Buttermilch oder Kefir mit gefrorenen Himbeeren, etwas klein gehackte Mandeln,
- Obst mit Soße: Hüttenkäse, Zimt und Mandeln im Mixer zerkleinert, Obst unterheben,
- Ungesüßtes Müsli mit Mandeln oder anderen Nüssen, mit Obst je nach Wahl, Quark und etwas Milch,
- Rührei mit Tomaten und Mozzarella,
- Käseomelett mit gehackten Tomaten und Kräutern,
- Rührei aus 1 Ei und 2 bis 4 Eiweiß mit Kresse oder Schnittlauch und etwas Milch verrühren. Dazu wahlweise Vollkornbrot oder frisches Obst. Banane und Ananas schmecken besonders gut dazu;
- Avocado, Salz, Pfeffer und Zitronensaft,
- Omelett aus 1 Ei und 2 bis 4 Eiweiß,
- Omelett aus 4 Eiweiß mit Lachs,
- Vollkornbrot mit Putenbrust, Avocado mit Hüttenkäse gefüllt, Salz, Pfeffer und, wer mag, Chilis oder Paprika und eine Scheibe frische Ananas,
- Vollkornbrot mit pürierten Früchten, dazu Eiweißlinge,
- Vollkornbrot mit Hüttenkäse und Erdnussbutter pur,
- Vollkornbrot mit fettarmem Käse, Tomaten und Gurke,
- Vollkornbrot mit Lachs oder Thunfisch.

Hüttenkäse oder Quark mit Erdnussbutter vermischt ist ein hervorragender Brotaufstrich.

Ideen für das Mittagessen

Als Vorspeise eignet sich ein Salat der Saison mit Olivenöl und Hefeflocken. Beim Fleisch bietet sich Huhn, Pute, mageres Rind- oder mageres Lammfleisch an. Die Fleisch- und Fischmengen ergeben sich aus der Faustformel oder aus Ihrem persönlichen Bedarf (siehe Seite 63). Die nachfolgend aufgeführten Vorschläge mit Fleisch sind mit guten Kohlenhydratlieferanten kombiniert. Sie können diese auch teilweise oder komplett durch schlechte Kohlenhydrate ersetzen, sollten dabei aber auf die Menge achten. Fleisch kann auch durch Tofu (Soja), Tempeh (traditionelles Fermentationsprodukt aus Indien aus Sojabohnen) oder Seitan (aus Japan stammend, ähnlich wie Tofu) ersetzt werden.

Fleischgerichte

- Fleisch mit Paprika-Tomaten-Gemüse und Salat,
- Fleisch mit in Olivenöl gedünsteten Zucchini und Salat,
- Fleisch mit Ratatouille,
- Fleisch mit Champignon-Zwiebel-Gemüse,
- Fleisch in Zitronengras-Kokos-Soße mit Thaigemüse,
- Fleisch mit Gemüse in Buttermilch-Wein-Zwiebel-Soße,
- Gulasch mit Kichererbsen,
- Fleisch in Kokos-Gemüse-Soße mit Linsen,
- gebratenes Hähnchen mit Erbsen-Karotten-Mus,
- Gemüsepfanne »Allerlei« mit Putenbrust,
- Rinderfiletsteak mit grünen Bohnen,
- Rinderrouladen mit grünem Pfeffer und Rotkohl,
- bunte Salatschüssel mit gebratenen Hähnchenkeulen,
- bunte Salatschüssel mit gekochten Eiern, Oliven und Zwiebeln,
- bunte Salatschüssel mit Putenstreifen und Sojasprossen,
- Hähnchen mit roten Linsen,
- feuriger Eintopf aus Hähnchen und gekochten Bohnen Zwiebeln, Zucchini und Tomaten,
- gefüllte Paprika mit Tomatensoße,
- Kalbfleischeintopf mit Champignons, Silberzwiebeln, Tomaten und Steckrüben,

- Linseneintopf mit Rindfleisch,
- Chili-Putenschnitzel mit Tomaten-Rucola-Salat,
- Putenschnitzel mit Gemüsesoße aus Paprika, Zucchini, Zwiebeln und Sojasahne. Dazu Salat.

Fischgerichte

Der Fisch kann für die nachfolgenden Kombinationsvorschläge je nach geschmacklichen Vorlieben ebenfalls durch Tofu, Tempeh oder Seitan ersetzt werden. Als Vorspeise eignet sich z. B. ein Salat mit Olivenöl und Hefeflocken.

- Lachs mit Spinat und Feldsalat,
- Lachs in Buttermilch-Dill-Soße mit Karotten-Zucchini-Gemüse,
- Thunfisch in Kapern-Senf-Soße mit Brokkoli,
- Fischcurry: Fisch Ihrer Wahl in Kokos-Zitronen-Soße, Zucchini-Karotten-Gemüse mit Kichererbsenmus,
- angebratene Scampis mit gemischtem Salat der Saison,
- bunte Salatschüssel mit Thunfisch,
- bunte Salatschüssel mit Tintenfischringen,
- Lachsfilet mit grüner Soße: für die Soße klein gehackte gemischte Kräuter, Essig, scharfer Senf, Öl, Joghurt,
- gebratene Forelle, Brokkoli mit in Butter geschwenkten Mandelblättchen.

Suppen

Die von mir empfohlenen Suppen sind alle nahrhaft und als Hauptspeise geeignet. Als Vorspeise bietet sich auch hier Salat mit Olivenöl und Hefeflocken an.

- Super-Nahrhaft-Suppe: Gemüse- oder Fleischbrühe mit Suppeneinlage: Hackbällchen aus magerem Rind, kleine Tofustücke, Brokkoli und Karotten,
- Gemüsesuppe mit Putenwürstchen,
- Gemüsesuppe mit Tofueinlage,
- Gulaschsuppe aus magerem Rind,
- Putengulaschsuppe mit Paprikaeinlage.

Zwischenmahlzeiten, Snacks und Nachspeisen

Um sich auch bei den Zwischenmahlzeiten nicht aus dem hormonellen Gleichgewicht zu bringen, empfiehlt es sich ebenfalls, auf die richtige Kombination von Eiweiß und Kohlenhydraten zu achten (siehe unten). Bei den Kombinationsvorschlägen mit Gelatine geht man am besten entsprechend der Zubereitungsanleitung für die jeweilige Obstmenge vor.

- Obstsalat in Gelatine mit Walnüssen: Gelatine auflösen, Obst hineingeben, kurz mitköcheln lassen, auf Schälchen verteilen, erkalten lassen, mit Walnüssen garnieren;
- Bananenquark aus fettarmem Quark, mit Mineralwasser cremig gerührt,
- steifer Mandarinenjoghurt: Gelatine, Joghurt, Tofu und etwas Olivenöl rühren, bis Gelatine sich aufgelöst hat. Mandarinenfilets und Minzblätter dazugeben und leicht weiterköcheln lassen. Wenn die Mandarinen zerfallen sind, in Schälchen gießen und erkalten lassen. Bei Bedarf mit Honig oder Zucker süßen;
- süßes Omelett aus 1 Ei und 3 Eiweiß und Erdbeeren.
- Hüttenkäsepudding: Gelatine, Joghurt, Milch, Eier unter Rühren erhitzen, etwas abkühlen lassen. Hüttenkäse, Honig, Mandelsplitter und Obst nach Geschmack dazugeben, den Pudding fest werden lassen;
- Obst mit Hüttenkäse. Besonders empfehlenswert sind alle saftigen Obstsorten, wie Pfirsiche, Ananas, Mangos, Kiwis usw. Äpfel sollten Sie am besten reiben;
- Obst mit Quark und Honig,
- fettarmer Joghurt, fettarme Milch,
- Kuchen, die Eiweiß haben, wie Käsekuchen, Philadelphiatorte, mit Eiweißlingen,
- für unterwegs: gemischte Nüsse,
- für unterwegs: Obst mit Eiweißlingen,
- für unterwegs: Bitterschokolade mit Eiweißlingen.

Abendessen

Die Fleisch- und Fischmengen der nachfolgenden Kombinationstipps ergeben sich aus der Faustformel oder aus Ihrem persönlichen Bedarf (siehe Seite 63). Von Quark, Hüttenkäse können Sie pro Mahlzeit 250 Gramm bzw. 200 Gramm essen (siehe Kasten auf Seite 63). Bei Vollkornbrot gilt auch hier wieder: Die optimale Menge pro Mahlzeit beträgt 60 Gramm.

- Vollkornbrot mit Kräuterquark, Tomaten-Kresse-Salat mit Olivenöl,
- Vollkornbrot mit Putenbrust, scharfem Paprikamus und Pinienkernen,
- Vollkornbrot mit fettarmem Käse, getrockneten Tomaten und Oliven,
- Vollkornbrot mit gemischten Kräutern, Hüttenkäse, Oliven,
- Vollkornbrot mit Hüttenkäse und Avocadomus (Guacamole),
- Vollkornbrot mit fettarmer Putenwurst,
- Vollkornbrot mit Lachs, Meerrettich und Avocado,
- Vollkornbrot mit geräuchertem Fisch Ihrer Wahl, Mandeln oder Nüssen,
- Vollkornbrot mit fettem Käse, Eiweißlingen und Oliven,
- Vollkornbrot mit Wurst und Eiweißlingen, Tomatensalat und Olivenöl,
- Hähnchensalat mit Spargelspitzen und Joghurt, dazu Brot,
- Thunfischsalat mit Paprika, Gurke, Oliven, Zwiebeln, dazu Brot,
- gebratene Scampis mit Knoblauch, dazu Vollkorntoast,
- Kräuterquark mit Gemüsestreifen,
- Tofu eingelegt in Sojasoße, Knoblauch und Cayennepfeffer, anbraten, dazu Vollkorntoast,
- gebratene Hühnerbrust mit Tomatensalat, dazu Brot,
- kalte, gebratene Putenstreifen mit Sherry abgelöscht, mit Bruschetta (Toast mit klein gehackten, gewürzten Tomaten und Olivenöl),
- Putenbrust mit Champignons, Frühlingszwiebeln, Tomaten, gekochten Kichererbsen, geraspelten Karotten und Olivenöl.

Zubereitungstipps für Soßen

In unserer heimischen Küche wird viel zu gerne mit schweren, fetten Soßen gekocht, die noch dazu oft auf schlechten Fetten basieren. Ich möchte Ihnen auf diesen Seiten einige Varianten vorstellen, die zeigen, wie es auch anders geht.

Alternativen zu fetter Sahne

Anstatt mit fetter Sahne zu kochen, eignet sich auch hervorragend Buttermilch oder Sojasahne aus dem Bioladen. Sojasahne hat eine dicke Konsistenz, macht sämige, dicke Soßen, Buttermilch etwas dünnere. Man kann auch sehr gut mit Joghurt oder Quark kochen. Alles ist sehr fettarm. Am besten rühren Sie diese Art Milchprodukte ganz zum Schluss unter – nicht mehr mitkochen. Magerquark ist an sich sehr trocken und deshalb schwer zu verwenden. Ein Trick ist es, ihn mit Mineralwasser oder Joghurt zu verrühren. Oder Sie kaufen gleich im Supermarkt den mit Joghurt sahnig gerührten Quark. Er schmeckt, als wenn er vollfett wäre – ist er aber nicht.

Variationen mit Hüttenkäse und Quark

Die Kombinationen sind nahezu unbegrenzt. Finden Sie Ihre Lieblingskombination mit Hüttenkäse heraus:

- Frische oder gefrorene Kräuter, etwas Balsamico, Salz, Pfeffer,
- Rucola, Tomaten und Olivenöl,
- Frühlingszwiebeln, Paprikapulver, Rapsöl,
- geraspelter Apfel, Zitronensaft, Honig,
- Avocado und Knoblauch,
- Kresse und Olivenöl,
- als Tzatziki mit Knoblauch und geraspelter Gurke.

Tipps für Nudelgerichte

Niemand möchte auf Nudeln verzichten – auf jeden Fall niemand, den ich kenne. Deshalb ist es wichtig, wenn Sie Ihre Lieblingsnudelvariante behalten wollen, dass Sie die Nudelportion etwas verkleinern und dafür etwas anderes dazuessen. Dazu empfehle sich entweder Eiweißlinge oder folgende Eiweißergänzungen:

- Nudeln mit Tomatensoße, dazu ein Salat mit Thunfisch oder Thunfisch-Soße,
- Nudeln mit Pesto. Verfeinern Sie das Pesto mit Tofu, den Sie mit der Gabel zerdrücken,
- Nudeln mit Gemüsesoße. Quark zum Schluss unterheben, oder als Nachspeise ein fettarmer Quark,
- Spaghetti aglio e olio. Thunfischsalat dazu,
- Spaghetti mit grüner Tofusoße. Tofu zerdrücken, mit gehackten Kräutern mischen, mit Olivenöl andünsten.

Rezepte für Soßen

Buttermilch-Wein-Zwiebel-Soße

Zwiebeln in Olivenöl glasig dünsten, salzen, pfeffern. Kräuter nach Geschmack hinzufügen. Danach mit Wein ablöschen und vom Herd nehmen, mit Buttermilch aufgießen.

Rote oder gelbe Linsensoße

Linsen in Wasser mit etwas Kreuzkümmel und Salz kochen, durch ein engmaschiges Sieb abgießen und zurück in den Topf geben. Zwischen Deckel und Topf zwei Lagen Küchenpapier legen und den Linsenbrei (indisch: Dal) 15 Minuten ruhen lassen.

Buttermilch-Dill-Soße

Zwiebeln und Knoblauch in Olivenöl dünsten, salzen und pfeffern. Dill dazugeben. Das Ganze mit Weißwein ablöschen und mit Buttermilch auffüllen.

Kapern-Senf-Soße

Die Grundsoße ist immer gleich: Zwiebeln, Knoblauch, Chilis in Olivenöl anbraten, dann mit Wein ablöschen und dann je nach Geschmack weiter würzen. Hier noch mit Kapern und Senf verfeinern.

Kichererbsenmus

Kichererbsen über Nacht einweichen und am nächsten Tag nach Anleitung kochen und salzen. Sojasoße oder Milch hinzugeben und alles pürieren.

Die 19 Punkte des welleat-Konzepts

Die 19 Punkte, die Ihr Leben verändern können, gelten für alle Menschen, die Krankheiten vermeiden, körperlich und geistig in Höchstform sein möchten und gleichzeitig schlank, glücklich, vital, kreativ, schmerzfrei und attraktiv sein wollen. Sie gelten auch für die Menschen, die schon erkrankt sind und sich über die Nahrung, die stärkste Medizin, die wir haben, Hilfe oder sogar Heilung holen wollen.

1. Trinken Sie täglich Ihrem Gewicht entsprechend stilles Wasser. Das errechnet sich so: Gewicht mal 3 geteilt durch 100 in Litern. Ein Beispiel: 70 kg sind 2,1 l Wasser. Trinken Sie kein Wasser zu den Mahlzeiten, sondern eine Viertelstunde davor und eine halbe Stunde danach.

2. Halten Sie sich an die Ernährung im hormonellen Gleichgewicht – essen Sie, so oft Sie können, nach dem welleat-Konzept.

3. Essen Sie genug gutes, fettarmes Eiweiß. Denken Sie daran: Eiweiß kommt in unserem Körper in größeren Mengen vor als jede andere Substanz mit Ausnahme von Wasser. Eiweiß macht satt, schön, gesund und glücklich.

4. Meiden Sie schlechte Eiweiße, d.h., gesättigte Fette, wie fettes rotes Fleisch, fette Wurst, denn diese haben einen hohen Gehalt an Arachidonsäure, die die Produktion guter Eicosanoide verhindert und Entzündungen hervorruft.

5. Essen Sie gute Kohlenhydratlieferanten, denn diese halten die Insulinausschüttung gering. Gut sind Gemüse, Obst, Salat, Hülsenfrüchte und in Maßen auch Vollkornprodukte.

6. Meiden oder reduzieren Sie schlechte Kohlenhydrate, denn sie haben eine hohe Insulinausschüttung zur Folge. Schlecht sind alle Produkte aus Weißmehl und Zucker, Kartoffeln, Reis oder Alkohol.

7. Nehmen Sie ausreichend Omega-3-Fettsäuren zu sich, in Form von Fisch oder Fischöl, um gute Eicosanoide zu produzieren und um die Zellmembranen dünn und flexibel zu halten – für einen guten Stoffwechsel.

8. Meiden Sie Transfette, d. h. gehärtete Fette wie sie in billiger Margarine vorkommen.
9. Verwenden Sie nur unraffiniertes Salz, wie Steinsalz, Kristallsalz oder Meersalz.
10. Achten Sie auf eine ausreichende Aufnahme von Vitamin B, damit Eiweiß eingebaut werden kann.
11. Vermeiden Sie großen Hunger, denn Hunger bedeutet für den Körper Stress, und das bringt Sie aus dem Gleichgewicht, macht dick und Schmerzen.
12. Essen Sie kleine, ausgewogene Zwischenmahlzeiten, wie Obst mit Quark oder anderes.
13. Trinken Sie direkt nach dem Aufstehen einen halben Liter lauwarmes Wasser, um den Flüssigkeitsverlust der Nacht wieder auszugleichen. Kaffee und Tee gleichen nicht aus, sie entziehen dem Körper Wasser.
14. Essen Sie innerhalb einer Stunde nach dem Aufwachen, damit Ihr Motor etwas zu verbrennen hat und nicht sich selbst anknabbert.
15. Bewegen Sie sich regelmäßig an der frischen Luft.
16. Machen Sie leichten Sport, wie Joggen, Nordic Walking oder was Ihnen sonst Spaß macht. Produzieren Sie selbst die Hormone, die jung, glücklich, schlank und gesund machen.
17. Schaffen Sie sich im Alltagsstress zwischendurch mal eine kurze Entspannungspause.
18. Essen Sie nicht hastig, nicht im Stehen und wichtig: Kauen Sie Ihr Essen gut, genießen Sie jeden Bissen!
19. Schlafen Sie in gut gelüfteten, kühlen Räumen.

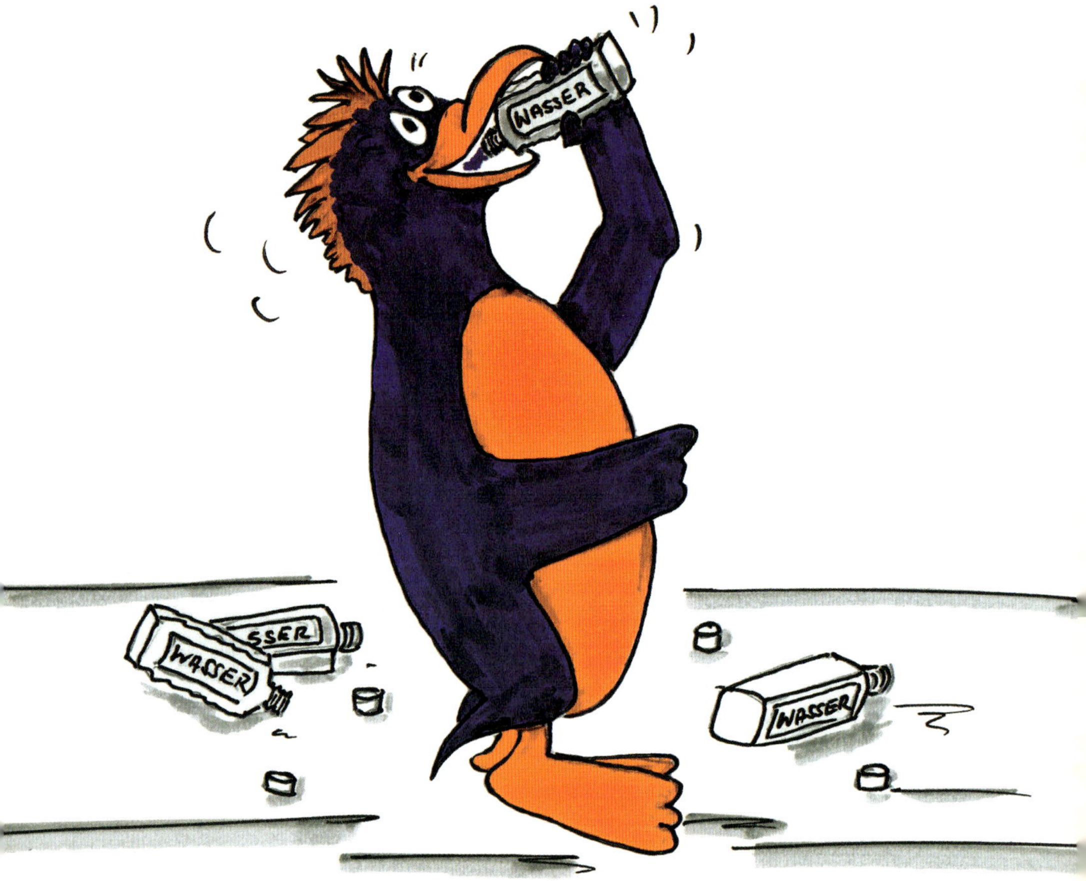
WASSER
SSER
WASSER
WASSER

Warum Trinken so wichtig ist

Der Mensch besteht zu etwa 70 Prozent aus Wasser. Wer zu wenig trinkt, riskiert Konzentrationsmangel, Kopfschmerzen, Müdigkeit und Muskelschmerzen – und nicht zuletzt leidet die Schönheit. Wie viel wir trinken müssen und welche Getränke wirklich sinnvoll sind.

Richtig trinken

Trinken, trinken, trinken ... heißt es immer. Jeder weiß es – doch kaum einer tut es. Ungefähr 90 Prozent der Patienten in meiner Praxis, die meine Kolleginnen und ich danach fragen, was und wie viel sie trinken, antworten folgendermaßen: »Ja, ja, ich weiß schon, man soll viel trinken ... aber ich tue es nicht.« Meine Erfahrung ist, dass wir erst anfangen zu trinken, wenn wir wirklich verstehen, warum das so wichtig ist. Und dass wir erst anfangen, das Richtige zu trinken, wenn wir wissen, warum.

Ein typischer Fall aus der Praxis

Eine sehr übergewichtige Patientin kam zu mir wegen ihrer starken Migräne, die sie seit Jahren plagte. Ich fragte sie, wie viel sie denn trinken würde, und bekam folgende Antwort, die kein Einzelfall ist: »Ach, daran kann es nun wirklich nicht liegen, ich trinke literweise.« »Und was?«, fragte ich. »Cola und Eistee«, war die Antwort, »aber ich verspreche Ihnen, dass ich davon wirklich genug trinke.« Ich glaubte ihr das aufs Wort, denn genau so sah sie auch aus. Bei Cola ist es allgemein bekannt, aber bei Eistee übersehen viele auf dem Etikett, dass er zu 50 Prozent aus Zucker besteht! Ich fragte die Patientin dann, was sie meine, welche Flüssigkeit sich in unseren Zellen befände. »Wasser«, war die stolze Antwort; richtig, und keine Cola und kein Eistee.

Der Mensch besteht aus Wasser

Bei der Geburt bestehen wir zu 90 Prozent aus Wasser. Dieser hohe Gehalt nimmt relativ schnell ab, wir verlieren also schon als Baby Wasser. Im Erwachsenenalter bestehen wir dann nur noch zu ca. 60 bis 70 Prozent aus Wasser. Diesen Anteil gilt es, möglichst zu halten, denn unser Alterungsprozess bedeutet auch Wasserverlust in den Zellen – was sich dann als Falten, Vitalitätsverlust und vieles mehr bemerkbar macht. Wir können den Alterungsprozess zwar nicht anhalten, aber wir können ihn durch richtiges Verhalten natürlich ablaufen lassen, und zwar so, dass wir mit 40, 50 oder 60 Jahren auch ungefähr altersentsprechend aussehen und nicht mit einem vertrockneten Apfel verwechselt werden.

Was brauchen unsere Zellen, um arbeiten zu können? Um gesund zu bleiben und richtig funktionieren zu können, brauchen sie: Wasser! Denn Zellen, denen das Wasser fehlt, schrumpfen. Dieses Schrumpfen hinterlässt Falten, die wehtun! D. h., wenn die Zelle zu wenig Wasser enthält, kann sie nicht arbeiten und erzeugt in der Folge Schmerzen. Ein Beispiel: Eine Bandscheibe – auch diese besteht aus Zellen –, die nicht genug Wasser hat, verliert an Höhe und dadurch auch ihre Fähigkeit, plötzliches Gewicht oder harte Stöße abpuffern zu können. Die Falten, die durch das Schrumpfen entstehen, hinterlassen Schmerzen. Und auch durch die Überbelastung der umgebenden Bänder und Muskeln entstehen Schmerzen. Ich spreche hier vom »lokalen Durstschmerz«, dem Schmerz, der durch Flüssigkeitsmangel bedingt ist. Viele Patienten in meiner Praxis sind allein durch richtiges Trinken Probleme, wie z. B. Kopfschmerzen oder Rückenschmerzen, losgeworden, oder die Stärke der Schmerzen reduzierte sich zumindest deutlich.

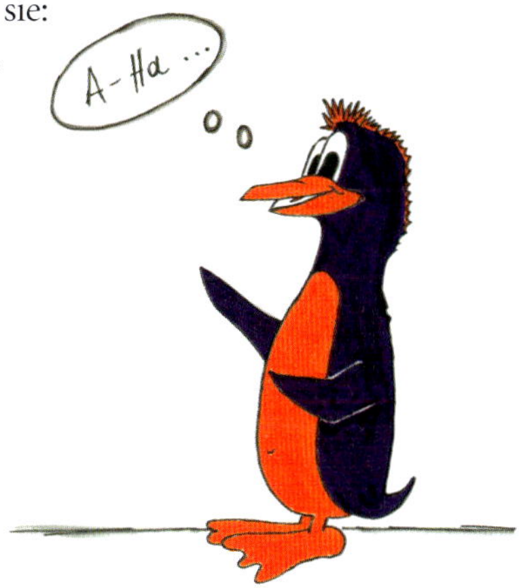

Prall gefüllte Zellen erreicht man am besten, indem man dem Körper genau das zuführt, was er auch direkt verwerten kann: Wasser, und nicht Tee oder Saft. Das Wasser sollte ohne irgendwelche Zusätze wie Kohlensäure, Sauerstoff, künstliche Geschmacksstoffe oder Aromen sein. Der Nachteil von Kohlensäure ist der Säuregehalt. Diese sollten wir tunlichst meiden, denn Säure nehmen wir schon zwangsläufig auf, in der Regel sogar zu viel; und das ist schlecht (siehe Kapitel »Der Säure-Basen-Haushalt«, Seite 51).

Viele Patienten in meiner Praxis sind allein durch richtiges Trinken Probleme, wie z. B. Kopfschmerzen oder Rückenschmerzen, losgeworden, oder die Stärke der Schmerzen reduzierte sich zumindest deutlich.

Unser Gefühl trügt uns

Oft meinen wir, Hunger zu haben, verwechseln dieses Gefühl aber mit Durst. Probieren Sie es aus: Wenn Sie Hunger verspüren, trinken Sie ein großes Glas frisches, klares Wasser; Sie werden erstaunt sein, dass Sie sich schon nach kurzer Zeit besser fühlen.

Wie viel sollte man wann trinken?

Am effektivsten ist es, morgens, direkt nach dem Aufstehen einen halben Liter nicht ganz kaltes, am besten lauwarmes Wasser zu trinken, bevor Sie etwas anderes zu sich nehmen, um erst einmal den Flüssigkeitsverlust der Nacht auszugleichen. Während des Essens empfiehlt es sich, kein Wasser zu trinken, denn es stört den Verdauungsvorgang, da es die Magensäure verdünnt. Trinken Sie stattdessen eine Viertelstunde vor dem Essen oder eine halbe Stunde nach dem Essen Wasser. Auch zwischendurch empfiehlt es sich, immer mal wieder ein Glas Wasser zu trinken. Wenn Sie keinen Durst verspüren oder nicht mitrechnen wollen, stellen Sie sich am besten an Ihren Arbeitsplatz oder zu Hause an einen Platz, an dem Sie oft vorbeikommen, eine schöne Zwei-Liter-Karaffe, und füllen Sie diese morgens mit Leitungswasser oder stillem Wasser auf. Dann haben Sie eine bessere Kontrolle, wie viel Sie getrunken haben. Das Trinken wird auf diese Weise schnell zur Gewohnheit, wenn Sie wissen: Diese Karaffe soll ich heute austrinken. Wenn Sie regelmäßig trinken, lernen Sie auch, das Durstgefühl wieder wahrzunehmen. Probieren Sie es aus.

Stellen Sie das Wasser so, dass Sie es oft am Tag sehen können, dann werden Sie automatisch an das Trinken erinnert.

Was sollte man zum Essen trinken?

Wasser empfiehlt sich nicht. Doch was ist dann richtig? Sie können Wein und Bier trinken, denn diese zählen, wie Sie jetzt ja wissen, zu den Kohlenhydraten und nicht zu Flüssigkeiten. Damit will ich allerdings niemanden ermuntern, Alkohol zu trinken. Trinken Sie einfach zum Essen nichts und erst wieder danach.

Wie viel Wasser braucht der Körper?

Hierfür gibt es folgende Regel: Das Körpergewicht mal 3 geteilt durch 100 ergibt die Flüssigkeitsmenge in Litern. Ein Beispiel: 70 kg Körpergewicht x 3/100 = 2,1 l Wasser. D. h., bei 70 Kilogramm Körpergewicht brauchen die Zellen 2,1 Liter Wasser über den Tag verteilt, um arbeiten zu können.

Und außer Wasser?

Natürlich können Sie Tees, Milch oder andere Lieblingsgetränke trinken, Sie dürfen diese jedoch nicht zu Ihrer zu trinkenden Tagesmenge zählen. Und denken Sie bitte bei zuckerhaltigen Getränken oder Fruchtsaftschorlen daran: Sie brauchen Wasser für Ihre Zellen. Wenn Sie noch etwas anderes trinken, dann zum Genuss, als Kompensation oder aus anderen Gründen.

Fruchtsäfte

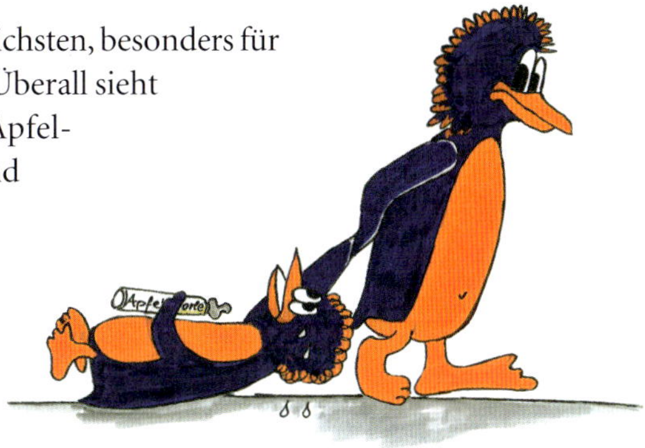

In meinen Augen sind Fruchtsäfte am schädlichsten, besonders für Kinder; vor allem die beliebte Apfelschorle. Überall sieht man Kinder, die dieses Gemisch trinken. Apfelschorle ist zwar sehr verdünnt, dennoch ist und bleibt es Zucker. Es gibt überhaupt keinen Grund, Kindern Apfelschorle zu geben, außer dem natürlich, dass sie in dem Moment dann ruhig sind. Das hat zunächst zwar Vorteile, rächt sich spätestens aber dann, wenn die Flasche leer ist und das Kind lauthals nach mehr verlangt. Das können wir den lieben Kleinen natürlich nicht abschlagen, denn wir sind doch froh, wenn sie trinken – also neue Apfelschorleflasche, neues Glück ... neues Geschrei. Dass das Kind nur nach neuem Trinken verlangt, weil es mehr vom selben möchte, ist uns leider nicht bewusst. »Mehr« heißt: mehr Zucker, mehr Befriedigung, mehr Geborgenfühlen im Zuckerflash. Leider bedeutet das auch mehr Verwirrung, denn so fühlt es sich an, wenn der Blutzucker zu weit absinkt. Die Begründung, Kindern wegen der Vitamine Apfelschorle zu geben, ist Unsinn. Die sollen sie lieber in Form von Obst zu sich nehmen, so wie es die Natur gedacht hat.

Eine neue Studie besagt, dass Kinder täglich etwa 150 Stück Würfelzucker in flüssiger und fester Form in der Nahrung zu sich nehmen und der Überschuss sofort als Fett gespeichert wird.

Was ist mit Fruchtzucker?

Obst enthält Fruchtzucker, der per se nichts Schlechtes ist, denn er geht langsam ins Blut und erhöht den Insulinspiegel nicht so schnell wie z. B. weißer Zucker. Doch warum ist das so mit dem Fruchtzucker? Warum geht er nicht so schnell ins Blut wie weißer Zucker?

Zum einen enthält Obst Faserstoffe, die den Zucker binden. So bremsen die Faserstoffe im Obst die Aufnahmegeschwindigkeit des Zuckers. Anders als der weiße Zucker geht er nicht direkt ins Blut, sondern muss erst in der Leber umgewandelt werden.

Bei Fruchtsäften mit Zuckerzusatz sieht das etwas anders aus: Dort sind zum einen die Faserstoffe entfernt worden, und vor allem ist weißer Zucker zugesetzt worden. Dieser hat keinen Umweg über die Leber nötig, kann direkt ins Blut übergehen und treibt so den Insulinspiegel in die Höhe. Das passiert direkt beim »Genuss«. Obstsäfte sind reine Insulinschleudern.

Was heißt das für unsere Kinder?

Jede Mutter ist zwar froh, wenn das Kind trinkt, doch wenn die Kleinen den ganzen Tag mit verdünnten Fruchtsaftgetränken oder mit Apfelschorle gefüllte Flaschen zur Verfügung haben, gehen davon nicht nur die Zähne kaputt, sondern viel mehr: Der Organismus und vor allem der Stoffwechsel der Kleinen kommen komplett durcheinander! Bei jedem Zug Apfelschorle rauscht der Zucker direkt ins Blut, jedes Mal wird Insulin ausgeschüttet. Die armen Kleinen – und keiner hat es gewusst.

Und nicht nur das: Durch die Insulinflut sinkt danach der Blutzucker rapide ab, und die Kleinen befinden sich im Zustand des Unterzuckers. Die Folgen kennen wir bei uns: Müdigkeit, Konzentrationsstörungen usw. Bei Kindern ist das auch so, es äußert sich nur etwas anders. Sie werden quengelig, hyperaktiv und nervig, verlangen dauernd nach etwas zu essen und können einem den letzten Nerv rauben. Sie wissen nichts mit sich anzufangen, denn sie kennen sich nicht mehr aus. Sie können mit diesem unguten Gefühl des Zuckerwahns erst einmal nicht umgehen. Dieses Gefühl drängt sich sozusagen ungefragt auf, macht sich breit, und die Kinder können sich plötzlich nicht mehr auf sich verlassen. Denn dieses Gefühl hat nichts mit dem zu tun, was gerade im Außen passiert ist. Also kann es nicht zugeordnet werden. Sie kommen komplett durcheinander. Je mehr und je öfter sie durcheinander kommen, desto mehr macht sich das Gefühl in den Kleinen breit, dass das wohl so sein muss, und sie fangen an, das »wirkliche« Leben komisch, unwirklich und befremdlich zu finden.

Der »süße« Kreislauf des Zuckerwahns

Den Kindern bleibt nur eines: Sie fordern ihren jetzt lieb gewonnenen, etwas benebelten Zustand ein, indem sie das zu sich nehmen, was die gewünschte Wirkung bringt: Apfelschorle, Süßigkeiten, Brezeln, Nudeln, Kekse und alles, was es sonst noch so an Kohlenhydratschleudern gibt. Durch den permanent hohen Insulinspiegel kann der Körper nicht auf seine natürlichen Zuckerreserven zurückgreifen, denn diese sind vom Insulin weggeschlossen. Das bedeutet, die Kinder brauchen immer wieder neue, schnelle Kohlenhydrate, denn ihr Gehirn benötigt Zucker, um arbeiten zu können. Sie fordern das also zu Recht. Die Eltern stehen machtlos davor und wissen nicht, wie es dazu kam, denn – »wir ernähren uns doch vollkommen gesund«, sagen die hilflosen, überforderten Eltern. Dass aus diesem Suchtverhalten andere Süchte und auch Krankheiten entstehen können, erklärt sich von selbst. Unsere Kinder werden süchtig gemacht, ohne dass es jemand wusste oder wollte, ohne dass sie zugeschüttet wurden mit Schokolade, Keksen oder Kuchen.

Natürlich ist die Reaktion des Körpers auf Süßigkeiten genauso, ich führe das nur nicht so lange aus, denn das ist schon allgemein bekannt. Ich bin selber Mutter und kann dieses Phänomen oft beobachten. Ich kann den Unterschied deutlich sehen bei meiner Tochter, die es nicht gewohnt ist, Apfelschorle oder ein Leckerli zu bekommen, und bei Kindern, die dauernd irgendwas zwischen die Zähne bekommen. Ob Saft, Brezel oder irgendetwas anderes, was die Kleinen so gerne mögen.

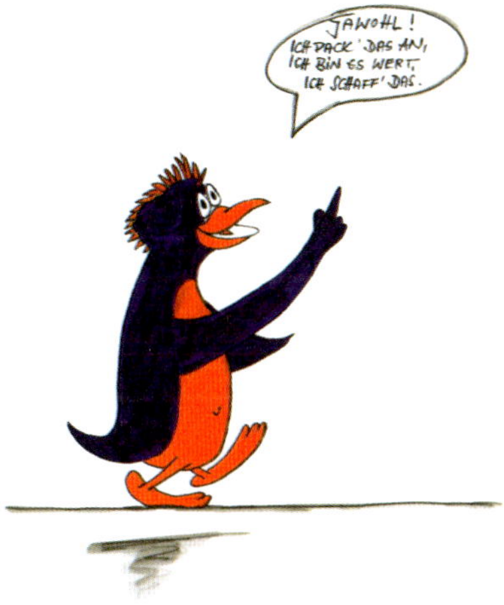

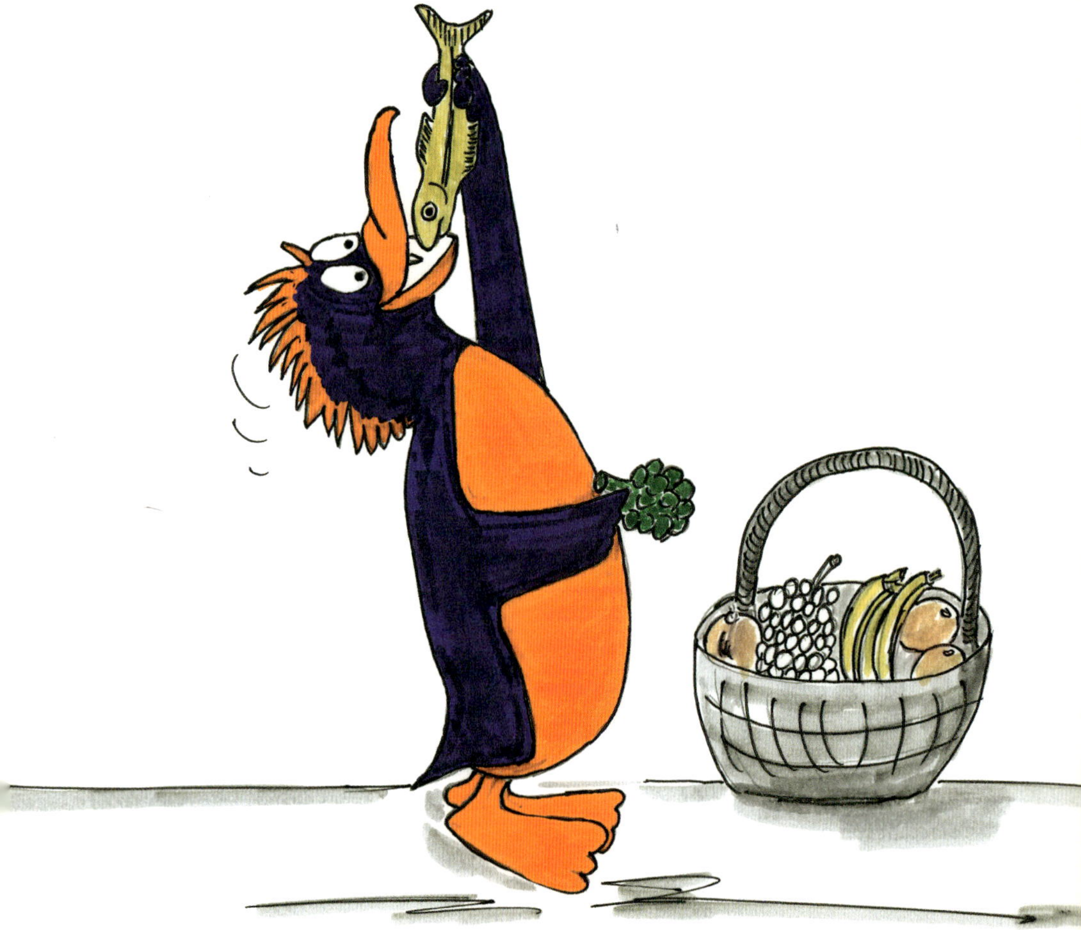

Frühe Fehler, späte Folgen

Viele denken, sie ernähren sich und ihre Familie richtig. Leider ist sehr oft das Gegenteil der Fall: Wie Fehlernährung schon im Kindesalter anfängt und welche Folgen Diäten haben können – eine Bestandsaufnahme mit praktischen Tipps.

Das süße Leben unserer Kinder

Auf den folgenden Seiten finden Sie einen provokanten Bericht über den Tagesablauf unserer Schüler. So und ähnlich habe ich es unzählige Male in der Praxis gehört. Warum haben wir bloß so viele schlechte Schüler? Wie kann man für die Schule lernen, wenn man sich gerade in einem Zucker-Insulin-Blutzuckerabfall-Rausch befindet? Die Ernährung unserer Schüler kann einem wirklich die Tränen in die Augen treiben!

Morgens am Schulkiosk

Schauen wir uns doch mal die Ernährung der Schüler an: Meist gehen sie ohne Frühstück aus dem Haus, dann gibt es in der Schule erst mal einen Koffeindrink zum Aufwachen und dann endlich in der ersten Pause hat der Schulkiosk auf. Gefüllt mit belegten Brötchen, mit einem leckeren Mohrenkopf, diversen Schokoriegeln, auch O-Schockriegel genannt. Also alles, was ein Schülerherz begehrt ... Die direkten Folgen sind: Unkonzentriertheit, Größenwahn, Müdigkeit, Aggressionen, psychosoziale Auffälligkeiten, schlechte Schulleistungen, kein Bock und vieles mehr.

Mittags Fastfood

Nach der Schule geht es dann zum Imbiss oder ins Fastfood-Fachgeschäft. Dann gibt es erst einmal etwas Ordentliches zu essen und zu trinken. Einen von liebender Hand zubereiteten Burger: fettes Fleisch mit einem Brötchen, das sich geschmacklich nicht von einem Pappkarton unterscheiden lässt. Deswegen kommen auch noch Ketchup und eine mit feinen Aromen angereicherte Mayo-Soße drauf – denn sonst würde das doch kein Mensch essen. Nachmittags gibt's dann noch einen Riegel, und getrunken werden muss ja auch genug. Leider hat unseren Schülern noch niemand gesagt, dass wir keine Softdrinks in unseren Zellen haben, sondern Wasser.

Die direkten Folgen am Nachmittag

Nachmittags gibt es dann wahlweise eine Schlägerei, Depression oder einfach Rumhängen. Wenn die Müdigkeit fast unerträglich wird oder die Aggressionen ins Uferlose steigen, kann man sich mit einem Freund oder vielleicht doch besser noch mit einem aus einer Randgruppe ordentlich prügeln, denn das bringt den Kreislauf in Schwung und den Insulinspiegel runter. Ist gerade niemand zur Hand, kann man sich alternativ auch einen absoluten Null-Bock-Nachmittag gönnen, Grund genug gibt es ja. Dann lieber rumhängen und rauchen. Sportteiben ist nicht so gut, denn den 16- bis 18-Jährigen tut eigentlich immer der Rücken weh. Oder sonst etwas. Also lieber schonen. Du weißt schon – mein Kreuz tut so weh. Abends zu Hause gibt es dann ein ordentliches Abendessen. »Also ernähren wir uns doch gesund«, diesen Satz habe ich schon sehr oft in meiner Praxis gehört.

Auberginen und Zucchini sind doch das Gleiche, oder?

Neulich saß im Restaurant ein junger Mann bei mir am Nebentisch, der ganz interessiert in seinem Essen herumstocherte und sagte: »Ich glaube, ich mag keine Auberginen.« Ich sah auf seinen Teller, und es waren weit und breit keine Auberginen zu finden. Der Teller war voller Zucchini. Ich sagte dann: »Du meinst wohl Zucchini?« »Nein, nein, ich meine schon Auberginen, das ,was ich da esse.« Der Mann hatte wohl noch nicht viel Gemüse in seinem Leben gegessen. Und das war sicher kein Einzelfall. Es gibt Kinder, die halten Avocados für eine ganz spezielle Hunderasse, Maracujas für eine Boygroup oder Chinakohl für den Decknamen der neuesten Designerdroge. »Und Brokkoli ist doch irgendwas Unanständiges, oder?« Natürlich gibt

Fastfood ist keine Alternative, denn gesunde Ernährung macht Spaß, klug und beweglich.

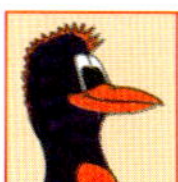

Die langfristigen Folgen dieser Ernährung

Die Folgen dieser Fehlernährung sind dramatisch – kaum zu beschreiben. Was soll mit den Diabetikern, Bluthochdruck-Patienten, Herzinfarktgefährdeten, Übergewichtigen und sonstigen erkrankten Menschen irgendwann geschehen? Wer soll das bezahlen? Und vor allem: Wer soll dann noch die Wirtschaft in Gang halten, wenn alle im Krankenhaus sind oder sich in Kur befinden? Vielleicht übertreibe ich etwas. Vielleicht aber auch nicht.

es auch andere Schüler. Ich habe hier nur die markantesten Beispiele herausgegriffen, die ich bei mir in der Praxis gesammelt habe. Und das macht mir nicht gerade Mut. Oder doch, genau deshalb sitze ich hier und schreibe. Vielleicht liest es jemand, Eltern oder Jugendliche. Denn es geht auch anders und macht viel mehr Spaß – und vor allem schlauer, aktiver und beweglicher; geistig wie auch körperlich. Was man dazu braucht, ist Nahrung in der richtigen Nährstoffzusammenstellung, die uns richtig ernährt.

Schokolade zum Trösten

Wir alle wissen: Wenn es uns schlecht geht, greifen wir oft bewusst oder unbewusst zu Schokolade, da sie uns tröstet. Der Kakao und der Zucker bewirken kurzfristig eine Hormonausschüttung (Serotonin), die uns glücklich macht und von unseren schlechten Gefühlen ablenkt. Schokolade gibt uns einen vorübergehenden Glücksrausch. So ist das auch bei Kindern: Durch Schokolade, die oft zum Trösten eingesetzt wird, wird ihnen suggeriert, dass alles gut ist und sie sich sofort besser fühlen und so das »Problem« vergessen. So lernen sie nicht, mit ihren Gefühlen umzugehen und es auch mal auszuhalten, negative Gefühle zu spüren, die aber sind wichtig und ganz normal. Und auch die Eltern müssen lernen, es auszuhalten, wenn das Kind mal richtig schimpft, weil es etwas nicht bekommt. Das Kind darf diesen Frust haben. Es muss lernen, diesen Frust mit sich selbst auszumachen, und gleichzeitig spüren, dass Sie bei ihm sind, es weiter lieb haben, aber dem Wunsch, jetzt Schokolade essen zu wollen, nicht nachkommen. Bekommen die Kinder bei jedem Wehwehchen, bei jedem Frust ein süßes Trösterchen, kann daraus ein »Sich-nicht-spüren« resultieren.

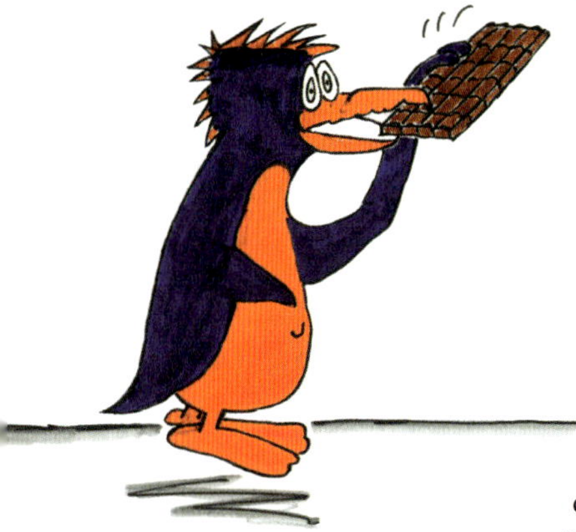

Eine Chance für die Kinder

Kinder müssen die Chance bekommen, auch mal negative Gefühle auszuhalten. Sie bekommen die Möglichkeit, zu lernen, wie es sich anfühlt, wenn sie durch ihren Frust durchgehen und spüren: »Ich verdaue meinen Frust aus eigener Kraft – und mit der Liebe meiner Eltern.« Das macht Ihre Kinder stark. Sie haben es dann geschafft, eine für sie negative Situation von Anfang bis zum Ende durchzuspüren. Ein »Sich-nicht-Spüren« kann sich im späteren Leben in vielen Bereichen äußern, ich will hier nur mal Beziehungen und den Umgang mit sich selbst nennen. Aber wer denkt schon bei Schokolade, Apfelschorle oder anderer Fruchtsaftschorle an solche Folgen? Man wundert sich nur über die steigende Zahl der Kinder, die hyperaktiv sind, Lernschwierigkeiten haben, durch soziale Inkompetenz auffallen oder übergewichtig sind.

Kinder müssen die Chance bekommen, eine Frustsituation zu bewältigen ohne ständig mit Süßem getröstet zu werden.

»Der Spiegel« schreibt am 17.10.2004 über das Essverhalten unserer Kinder sinngemäß und sehr treffend: Ausschlaggebend für den Kampf gegen die Fettsucht und Esssucht der Kinder ist, inwieweit es uns gelingt, die aggressive Werbung um Kinder abzuschaffen. Mit Sonderangeboten und viel versprechenden Werbeslogans werden die Kleinen in die Läden gelockt, in der Hoffnung, dass sie ihr Leben lang diesen Produkten treu bleiben. Weiter ist dort zu lesen: Politiker, Mediziner und Lehrer warnen, Deutschlands Nachwuchs wird immer dicker und träger. Unsere Kinder werden immer früher immer dicker aus Veranlagung, Erziehung, Maßlosigkeit oder Kummer. Und ohne die Eltern können wir da gar nichts ändern. Wer traurig ist, bekommt Schokolade, wer beim Zahnarzt nicht heult, ein Eis, wer hampelt, bekommt einen Keks. Nahrung wird zur Pauschalantwort auf alle negativen Gefühle, sobald dem Kind etwas die Kehle runterläuft, fühlt es sich besser.

Süßes ja – aber die richtige, gesunde Süße

Es gibt auch noch einen weiteren Grund, der es nicht einfach macht, Kinder von ihren geliebten Nudeln, Gummibärchen, Keksen oder süßen Breien abzubringen. Denn nach der chinesischen Lehre der fünf Elemente ist Süße der aufsteigende Saft – und den brauchen Kinder im Wachstum. Außerdem ist »süß« die erste Geschmacksrichtung, die sich bei gestillten Kindern ausbildet, denn die Muttermilch ist köstlich süß. Da Kinder in unbeschreiblichem Tempo wachsen, brauchen sie das Süße dringend, und sie fordern es auch von uns. Es liegt dann aber in der Hand der Eltern, welche Art des Süßen sie aussuchen – und das sollten wir nutzen, um den Kindern die Chance zu geben, einen normalen Geschmackssinn auszubilden und nicht Sklave einer Geschmacksverwirrung zu werden. Geschmacksverwirrung entsteht, wenn zu viele Lebensmittel verzehrt werden, die Aromen (oder Süßstoffe, siehe später in diesem Kapitel) enthalten, wie sie beispielsweise in Fruchtjoghurts, Fertigprodukten und anderem vorkommen. Achten Sie bitte immer auf die Etiketten der Produkte. Auch wenn naturidentische Aromen darauf verzeichnet sind, – es sind trotzdem Aromen. »Naturidentisch« bedeutet nur, dass es in der Natur vorkommen muss – wie es etwa bei Sägespänen der Fall ist, aus denen z. B. Erdbeeraroma gemacht wird. Wenn wir unseren Kindern Süßes geben wollen, sollten wir gleichzeitig auf jeden Fall darauf achten, dass auch bei den Kleinen der Blutzucker konstant bleibt und dass sie nicht in Unterzucker rutschen, denn bei Unterzucker werden Kinder plötzlich quengelig, aggressiv, richtig nervig oder haben ständig Hunger. Die Folgen sind dann Übergewicht und andere Krankheiten.

Der clevere Zwischensnack

Es ist ein großer Unterscheid, ob es sich um einen Schokoriegel oder um einen ausgeglichenen Zwischensnack handelt, der keinen raffinierten Zucker oder raffiniertes Mehl enthält, wie z. B. Vollkornkekse, Getreidebrei mit Reissirup, Bananenquark, Obst mit Käse,

Alternative Süßigkeiten für Kinder

- Gummibärchen ohne Zucker und Gelatine
- Bitterschokolade mit Vollrohrzucker
- Vollkornkekse mit Vollrohrzucker
- Reisbrei (selbst gekocht) mit Banane, Reissirup, Quark oder Eiweißlingen
- Kuchen, selbst gebacken aus Vollkornmehl, Reissirup, Quark und Äpfeln
- Bananenquark
- Joghurt mit Obst und Nüssen
- Obst mit Käse
- Vollreiswaffeln mit Käse, Quark oder Joghurt

Joghurt mit Nüssen – der Phantasie sind keine Grenzen gesetzt. Ein gesunder Zwischensnack hilft den Kindern, ein gesundes Verhältnis zu ihren Bedürfnissen zu bekommen, denn sie werden mit allem versorgt, was sie brauchen. Wenn wir dann noch bei dem ausgeglichenen Zwischensnack bedenken, dass die Kinder Aminosäuren für ihr Gedeihen brauchen, dann haben wir schon ganz viel gewonnen und vieles gut gemacht.

Raffiniert ist nicht gleichzusetzen mit clever

Unsere Kleinen brauchen für ihre Entwicklung vollwertige Lebensmittel aus unraffinierten Mehlen, unraffiniertem Zucker, unraffiniertem Salz und hochwertigen Aminosäuren, also Eiweißbausteinen. Nur wenn sie von diesen Lebensmitteln in ausgewogenem Maße bekommen, können sie wachsen, sich entfalten, ihr Immunsystem entwickeln und auch psychisch in einen ausgeglichenen Zustand kommen.

Eltern sollten vor allem auf die Ernährung ihrer Kinder achten, da in den ersten Jahren der Grundstein für spätere Ernährungsgewohnheiten gelegt wird.

Meine persönliche Erfahrung

Ich mache meiner Tochter oft zum Nachtisch einen Joghurt mit zwei pulverisierten Eiweißlingen und etwas Reissirup, denn Eiweiß alleine schmeckt sehr bitter. So hat sie die für ihre Entwicklung wichtigen Aminosäuren, und ich habe meine Ruhe, weil sie ihre heiß geliebten Nudeln in Form von Dinkelnudeln zum Mittag bekam. Den Eiweißling kann man im Mörser pulverisieren oder indem man mit der Verpackung darüberrollt.

Seelisch und körperlich stark sein

Es gibt sicherlich viele Gründe, und ich kann hier nicht alle Gründe abhandeln, die dazu führen, dass unsere Kinder sich nicht konzentrieren können, mittags nicht nach Hause zum Essen gehen, Kontaktschwierigkeiten haben oder unsoziales Verhalten an den Tag legen. Ich kann nur sagen, dass die Ernährung für alle wichtig ist, egal, in welcher familiären Situation, welchem sozialen Umfeld oder Lebensalter sie sich befinden. Denn ein gut ernährter Körper und dadurch gestärkter Geist kann mit Lebenssituationen besser, kreativer und produktiver umgehen und auch neue Wege finden, um sich aus einer schlechten Situation zu befreien. Eltern sind auf-

Die Beziehungsinspektion

Der Münchner Paartherapeut Michael Ulbricht sagt zu Recht: Beziehungen werden von selbst schlechter! Er hat eine neue Form der Therapie gefunden, die nicht gleich den »Schrecken« einer Psychotherapie beinhaltet, sondern Paaren eine Beziehungsinspektion anbietet. Diese Form hat sich als sehr erfolgreich herausgestellt, denn die Paare setzen sich mit ihren Problemen oder Kommunikationsschwierigkeiten auseinander, bevor es zu spät ist. Wenn Sie mehr über die neue Therapie erfahren wollen, informieren Sie sich bitte unter: www.beziehungsinspektion.de.

gerufen, sich um ihre familiäre Situation zu kümmern, d. h. sie sollten unbedingt ihre Beziehung, Ehe und Partnerschaft pflegen, sich um die Liebe und das Gelingen ihrer Partnerschaft bemühen und sich um die gesamte Familie kümmern (siehe Kasten oben).

Fehlernährung durch Diäten

Warum nur geht's mir dienstags immer so schlecht? Diese Frage hat mich fast wahnsinnig werden lassen, denn ich habe mir weitere Fragen gestellt wie: Was soll mir das sagen? Soll ich vielleicht dienstags lieber im Bett bleiben, weil mir etwas passieren würde? Fragen über Fragen, die unbeantwortet blieben. Tatsache war, dass ich dienstags Mühe hatte, richtig aufzuwachen, mir alles wehtat und ich schlechte Laune und Kopfweh hatte. Was war passiert? Da ich zu den ganz Gesundheitsbewussten gehörte, habe ich einmal pro Woche, nämlich montags, etwas ganz Gesundes nur für mich getan und einen Kartoffeltag eingelegt. Wie der Name schon sagt: Ich habe nur Kartoffeln gegessen. Dummerweise war montags mein längster und anstrengendster Arbeitstag als Physiotherapeutin, an dem ich alle meine Kohlenhydratreserven nach kurzer Zeit aufgebraucht hatte.

Ich habe dann schon um 11 Uhr Kartoffeln gegessen und mich gewundert, warum ich körperlich um die Uhrzeit schon so am Ende war und meine Mittagspause mir mindestens 2 Stunden zu kurz erschien. Um 14 Uhr habe ich dann solchen Hunger gehabt, dass ich eine große Portion Kartoffeln nachgeschoben habe. Kartoffeln sollen doch angeblich gesund sein und das Abnehmen fördern. Nachdem ich dann gegen 17 Uhr kaum mehr zu gebrauchen war, bin ich total erschöpft nach Hause gekommen, da ich ja einen anstrengenden Tag hatte. Ich bin dann ohne zu essen ins Bett gegangen, denn ich hatte ja schließlich einen ernährungsbewussten Tag. Nachdem ich mich dann am Dienstagmorgen gegen 10 Uhr aus dem Bett gequält hatte, ging es mir nachmittags nach einem Hähnchen endlich wieder gut. Aber ich wusste nicht, warum; das war das Frustrierende daran und gab mir ein Gefühl der Hilflosigkeit und des Ausgeliefertseins an scheinbar willkürliche, unberechenbare Gegebenheiten – eine höchst unbefriedigende Situation! Ein echter Grund zum Forschen, dachte ich mir, denn so konnte es ja nicht weitergehen.

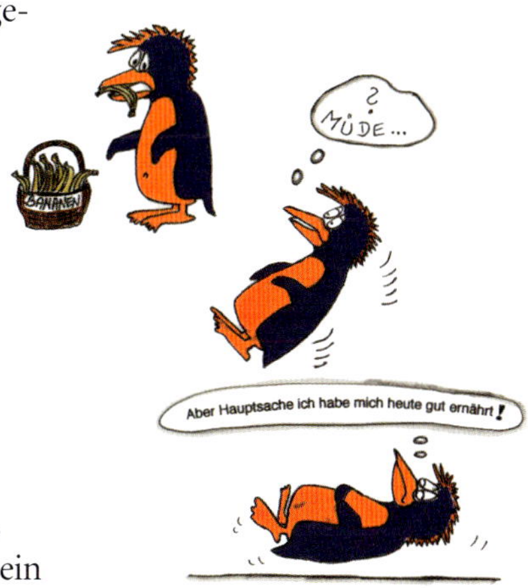
BANANEN
MÜDE ...
Aber Hauptsache ich habe mich heute gut ernährt!

Lieber Leser, hätte mir vorher jemand gesagt, was ich mir damit antue, hätte ich mir viel Kummer erspart. Vielleicht können Sie auch so eine Geschichte erzählen. Vielleicht ist es bei Ihnen der Freitag, da Sie donnerstags abends immer mit der Firma ausgehen und lieber nur einen kleinen Salat (die Frauen) oder ein paar Biere zu viel (die Männer) zu sich nehmen.

Der Lohn des richtigen Essens

- Kein Hunger für 4 bis 5 Stunden
- Besseres Allgemeinbefinden
- Bessere Konzentrationsfähigkeit
- Keine Heißhungerattacken
- Endlich keine Gewichtsprobleme mehr
- Mein Idealgewicht
- Schmerzfrei (meistens), s. Kapitel Stress.

Und heutzutage?

In meiner Praxis gibt es jetzt etwas nach dem welleat-Konzept zu essen, z. B. Fisch oder Huhn mit Gemüse und Salat oder etwas anderes, das ich gerne esse – Hauptsache, es ist bei jeder Mahlzeit zu den guten Kohlenhydraten auch gutes Eiweiß kombiniert. Das lässt mich den ganzen Tag kraftvoll arbeiten, und ich mache nur deshalb eine Mittagspause, weil ich schöne Zeitschriften in der Praxis liegen habe. Ich muss doch mitreden können, wenn behauptet wird: »Trinkt Obstsäfte wegen der Vitamine«, oder »Kartoffeln machen schlank«. Oder wenn ich Werbung für Kinderschnitten mit dem Slogan sehe: »Für eine Extraportion Milch«. Besser sollte es heißen: Für eine doppelte »Extraportion Zucker und Insulin«.

Ein Glück, die falschen, gesundheitsbewussten Zeiten sind vorbei, in denen es nur Kartoffeln mit Gemüse, Nudeln mit Gemüse, Reis mit Gemüse gab.

Die Nachfrage bestimmt das Angebot

Die Nahrungsmittelhersteller reagieren eben auch nur auf die Nachfrage. Würden Fertigprodukte und Fastfood nicht gekauft werden, würden sie auch nicht mehr hergestellt. Dann könnte sich auch die

Gegen den Diätenwahn

Noch nie wurden so viele Diäten gemacht, noch nie wurde so viel über Gewicht und Abnehmen gesprochen, noch nie hat man so viel über seine momentanen Befindlichkeitsstörungen geredet, noch nie gab es so viel Diabetes, Herz-Kreislauf-Erkrankungen, und nicht zu vergessen: Noch nie gab es so viele schlechte Schüler. Noch nie waren die Menschen so dick trotz (wegen) zahlreicher Diäten. Ich hoffe von Herzen, mit diesem Buch einen Beitrag leisten zu können, damit:

- Sie wieder Spaß am Essen haben,
- Es Ihnen körperlich und geistig besser geht,
- Sie konzentriert, motiviert und kreativ sind,
- Ihre Lebensqualität sich erhöht,
- Sie über andere Dinge nachdenken können als Gewicht und Zipperlein,
- Schüler und Studenten sich grundsätzlich anders ernähren können.

Ernährungspyramide ändern, in der nicht mehr Kohlenhydrate an erster Stelle stehen und am meisten gegessen werden sollen. Die Forschung hat schon lange erkannt, dass Kohlenhydrate Insulin produzieren und, wenn das im Übermaß geschieht, damit Schäden und Risiken einhergehen. Ändern können nur wir Verbraucher etwas, indem wir unser Konsumverhalten ändern. Kein Sportler z. B., der beruflich ja von seiner körperlichen Leistungsfähigkeit abhängt, würde morgens zwei Scheiben Brot mit Marmelade verschlingen, mittags 200 Gramm Nudeln, nachmittags ein Stück Kuchen und abends ein Bier und Brot mit fetter Wurst.

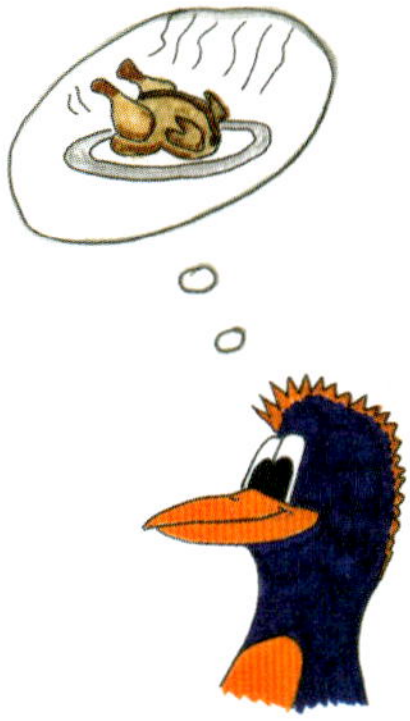

Die Ernährungsregeln von 1980

Als die Welle 1980 hohe Wogen schlug und es hieß, Fett sei die Ursache allen Übels, wurden damit auch gleich die Eiweiße verbannt, da sie nur im Zusammenhang mit Fett gesehen wurden, was grundsätzlich nicht falsch ist, denken wir an fettes rotes Fleisch. Die guten Eiweiße, z. B. aus Fisch oder Hähnchen, wurden dabei völlig unter den Tisch gekehrt und auch die Tatsache, dass wir zu großen Teilen aus Eiweiß bestehen. Daraufhin wurden die Werbung, die Diäten, die Bestückung der Supermärkte, die Ernährungspyramide, die Lebensmittelindustrie, sprich alles, was sich um die Regeln der Nahrung und der Ernährung dreht, eingerichtet und festgelegt. Das war aber 1980! Wir ignorieren dabei die Forschung, die für uns in den letzten Jahren einige bahnbrechende Ergebnisse herausgearbeitet hat. Wenn es uns allen besser gehen würde, dann wäre ja alles in Ordnung. Das ist aber nicht der Fall, und die »Diätenmacher« schauen tatenlos zu. Was dadurch an Leistungskraft, an Lebensqualität und im Endeffekt auch an Wirtschaftskraft verloren geht, kann man sich fast nicht ausmalen.

Ernährt man sich und seine Familie nach den gängigen Ernährungsregeln, setzt man die Gesundheit aller aufs Spiel. Ein Umdenken ist dringend notwendig.

Früh übt sich

Und vor allem möchte ich an die Eltern appellieren: Liebe Eltern, denken Sie bitte daran, dass diese Ernährung für die Kleinen genauso gilt wie für Sie auch, auch schon für die ganz Kleinen! Und auch in der Pubertät brauchen Eltern wie Kinder gute Nerven, um diesen Umbruch gut zu meistern. Unterstützen Sie Ihre Lieben in ihrem Wachstum durch eine Ernährung im hormonellen Gleichgewicht, damit aus ihnen kreative, glückliche und sich gut spürende Menschen werden. Die meisten Eltern denken zwar, dass sie ihre Kinder gut ernähren. Sie halten sich an die gängigen Richtlinien, aber die sind schlicht und ergreifend falsch. Wir ziehen uns mit dem gängigen Schnuller-, Zucker- und Weißmehlkonsum der Kinder richtige kleine Monster heran, die unausgeglichen, nervig und vor allem süchtig sind. Dass das der Beginn einer anderen Sucht sein kann, ergibt sich, glaube ich, von allein.

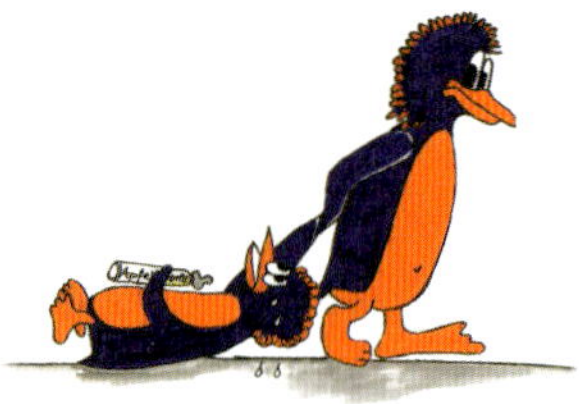

Das Zurück zur gesunden Nahrung

Die Ernährung im hormonellen Gleichgewicht ist keine neue Mode, sondern basiert auf Forschung, neurophysiologischem und biochemischem Wissen und gesundem Menschenverstand. Die biochemische Wirkung der Nahrung hat sich in den letzten 40 Millionen Jahren nicht verändert. Wohl aber die Nahrung selbst, Weißmehl, Zucker und Süßstoff sind hinzugekommen. Es wird ein kollektives Umdenken stattfinden müssen, denn wir brauchen ein Zurück zur gesunden Nahrung. Die »Mode«, kein Fleisch mehr zu essen, kam erst in den 80-ern auf. In der Steinzeit z. B. gab es keinen Ackerbau, d. h. kein Mehl, keine Kartoffeln und keinen Zucker. Deswegen gab es auch keinen Diabetes und keine Herz-Kreislauf-Erkrankungen, auch keine Wohlstandsbeschwerden. Zwar spielten Kohlenhydrate eine Rolle, doch aß man sie in ihrer ursprünglichen Form als Obst, Getreide oder Beeren. Man nahm sie als komplexe Kohlenhydrate auf und nicht als Zucker, der schnell ins Blut geht. Man aß, was man fand: Beeren, Nüsse, Samen, Wurzeln und dazu die Beute des Tages: Fisch oder Fleisch. Das war die Nahrung, die die Menschen schlank und leistungsfähig gemacht hat.

Süßstoffe

Nach meinen Erfahrungen aus der Praxis besteht bei dem Thema Süßstoffe ein Aufklärungsbedarf. Viele denken, sie tun sich damit etwas Gutes, sparen Kalorien und nehmen auch noch ab – mitnichten. Hans-Ulrich Grimm schreibt in seinem Buch »Die Suppe lügt«: »Süßstoffe sind chemisch erzeugte Kunststoffe, also pures Plastik. Die Süße ist bloße Illusion, hat keinen Nährwert. Sie enthält Chemikalien statt Kalorien. Der Körper kann damit nichts anfangen. Seine Beliebtheit verdankt er einer Eigenschaft, die die Chemiker 1967 zufällig entdeckt haben: Er schmeckt süß. Natürlich wurde Süßstoff ausführlich getestet, doch amerikanische Verbraucherschützer raten vom Verzehr dringend ab – sie gefährden unsere Gesundheit.« Grimm schreibt weiter: »Wussten Sie, dass in Amerika Deklarationspflicht gegenüber Lebensmitteln besteht, denen der Süßstoff Saccharin zugefügt wurde?« Im Klartext steht auf den Lebensmitteln: Die Verwendung dieses Produktes kann Ihrer Gesundheit schaden. »Dieses Produkt enthält Saccharin, das in Tierversuchen Krebs ausgelöst hat.« In Europa fehlt ein solcher Warnhinweis, es wurde sogar der Antrag abgelehnt, vorne auf dem Produkt eine deutliche Kennzeichnung zu platzieren, denn viele lesen das klein Gedruckte hinten auf dem Etikett nicht. Leider wird bei uns in viele Lebensmittel der im Vergleich zu Zucker wesentlich billigere Süßstoff reingemogelt, wie in Gurken, Rollmöpse, Getränke, Glaskonserven, Wurst und vielem mehr. Lesen Sie die Etiketten der Lebensmittel etwas kritischer, werden Sie sicher auch etwas finden, was Sie mitkaufen, ohne dass Sie das wussten: ob Süßstoffe oder »natürliche Aromen«.

»Ökotest« berichtet: »Die Wissenschaftler Rogers und Blundell haben in einer Langzeitstudie herausgefunden, dass Menschen, die Süßstoffe verzehren, auf den Tag verteilt eine deutlich höhere Kalorienzahl zu sich nehmen.«

Natürliche Aromen

Bei »natürlichen Aromen« handelt es sich tatsächlich um künstliche Aromen, aber weil das so ein hässliches Wort ist, wurde per Gericht angeordnet, man könne »natürlich« schreiben, wenn es irgendwo in der Natur zu finden ist. Und wie man sieht, haben sie

Zusammenhang zwischen Süßstoffen und Erkrankungen

Eine Studie des »Palm Beach Institute of Medical Research« von 1997 hat eindeutige Zusammenhänge zwischen dem Verzehr von bestimmten Süßstoffen und schweren Erkrankungen wie Panikattacken, Gedächtnisverlust, Krebs, Schwindel, epileptischen Anfällen, Depressionen und Kopfschmerzen herausgefunden.

dann Recht, denn Sägespäne, aus denen Erdbeeraroma gemacht wird, kommen schließlich in der Natur vor. Dass wir keine Sägespäne pur essen würden, versteht sich von selbst, und auch als Erdbeeraroma kann der Körper nichts damit anfangen. Wir verspeisen zuckersüße, erdbeergeflavourte Lügen, denn es kommen weder Frucht noch Süßes vor. Die nachteiligen Folgen sind ein getäuschter Stoffwechsel und getäuschte Sinne.

Die Zeitschrift »Ökotest« warnt: »Vor allem Schwangere und Stillende sollten auf Cyclamat verzichten. Es kann in den Mutterkuchen und in die Milch gelangen.«

Light-Produkte sind auch nicht die Lösung

Es wurde schon vor Jahren bekannt, dass Light-Produkte doch nicht so ideal sind, wie man ursprünglich annahm: dass etwa die Kalorienzahl nicht stimmte oder der Fettgehalt der gleiche war wie bei vergleichbaren normalen Produkten. Ein Beispiel: Eine Light-Mettwurst hatte 2 Kalorien weniger als eine normale, ein Huhn süßsauer war mit 98 Kalorien auf 100 Gramm fast genauso fett wie eine Schweinshachse. Ökotest schreibt: »Süßstoffe machen nicht dick, genauso aber auch nicht dünn.« Nicht nur, dass Süßstoff Hunger macht, es spielt auch die Psyche mit, denn wer light gegessen hat, denkt, er könne ruhig noch mehr essen.

Wir werden getäuscht – unsere Sinne spielen verrückt

Denn was passiert, wenn der Körper das Signal erhält, er bekomme Zucker: Die Geschmacksknospen im Mund für »süß« werden angeregt, die Bauchspeicheldrüse schüttet Insulin aus, und wenn dann gar kein Zucker kommt, reagiert der Körper mit dem so genannten »cephallischen Insulinreflex«, d. h., Heißhunger auf Süßes! Und Heißhunger auf mehr. Mehr Light-Produkte, denn die kann man ja ohne schlechtes Gewissen essen, denkt man – falsch gedacht. Es geht bei Lebensmitteln um den Absatz, um den Profit. Ändern können das nur wir Verbraucher, indem wir unser Konsumverhalten ändern. In der neuen Welt des Geschmacks, der Süßstoffe, der Aromen, der »natürlichen« Zusatzstoffe haben die gesunden Lebensmittel ihren Platz verloren. Sie sind sozusagen »verrückt« geworden. Nicht alle Süßstoffe haben die gleichen Krankheiten als Folge, aber jeder Süßstoff hat negative Auswirkungen auf unsere Gesundheit und unser Befinden. Es gibt momentan noch keinen künstlich erzeugten Süßstoff, der völlig bedenkenlos ist, sagen amerikanische Verbraucherschützer (Quelle: »Die Suppe lügt« von Hans-Ulrich Grimm). Bei manchen Süßstoffen sind die Nebenwirkungen sogar derart gefährlich, dass das »Medical Research Institute« ein Verbot forderte. Ohne Erfolg – die Süßstoffe sind immer noch erlaubt. Die Herstellung mancher Süßstoffe kostet fast nichts, und so lassen sie sich sehr rentabel in die ganze Welt verkaufen, so Grimm. Es ist aber bemerkenswert, dass Süßstoffe in Japan beispielsweise seit 1969 wegen gesundheitlicher Risiken verboten wurden, weil eindeutige Beweise vorlagen, sie in vielen anderen Ländern aber immer noch erlaubt sind. Das sollte uns für unser Konsumverhalten zu denken geben.

Eiweißdrinks aus der Werbung

Da die Bedeutung des Verzehrs von Eiweiß kein Geheimnis mehr ist, kursieren diverse Eiweißdrinks auf dem Markt. Die Werbung verspricht viel Positives, wenn man diesen Drink dreimal am Tag zu sich nähme, essen brauche man dann nichts mehr, es sei alles drin, was man bräuchte – unzählige Kilos kann man abnehmen und dabei lächeln. Die Vorstellung, sich ausgeglichen zu ernähren und auch noch abzunehmen – das fand ich auch verlockend und habe mir deswegen die sündhaft teuren Eiweißdrinks bestellt, denn ich vermutete einen Haken. Es gibt ihn: Überall ist Süßstoff drin!

Einkaufen im Bioladen

Für mich heißt BIO, dass Produkte so verarbeitet werden, wie sie ursprünglich gewachsen sind (»**B**in **i**m **O**riginalzustand«). D. h., diesen Produkten wurde nicht das Wertvollste weggenommen, wie die Schale beim Getreide oder die guten Inhaltsstoffe beim Salz oder Zucker. Außerdem heißt für mich BIO »**B**oden **i**n **O**rdnung«, d. h., die Produkte stammen nicht von ausgelaugten Böden, Gemüse und Obst werden nicht mit Pestiziden bombardiert, sodass die Landwirte Gasmasken tragen müssen bei ihrer Arbeit. Für mich ist BIO-»logisch«. Und dabei muss es nicht einmal der Bioladen sein. Denn es gibt mittlerweile schon in fast allen gut sortierten Supermärkten und Drogeriemärkten ein großes Angebot an kontrollierten Lebensmitteln. Sie sind nicht gespritzt, raffiniert oder manipuliert, dass wir davon krank werden.

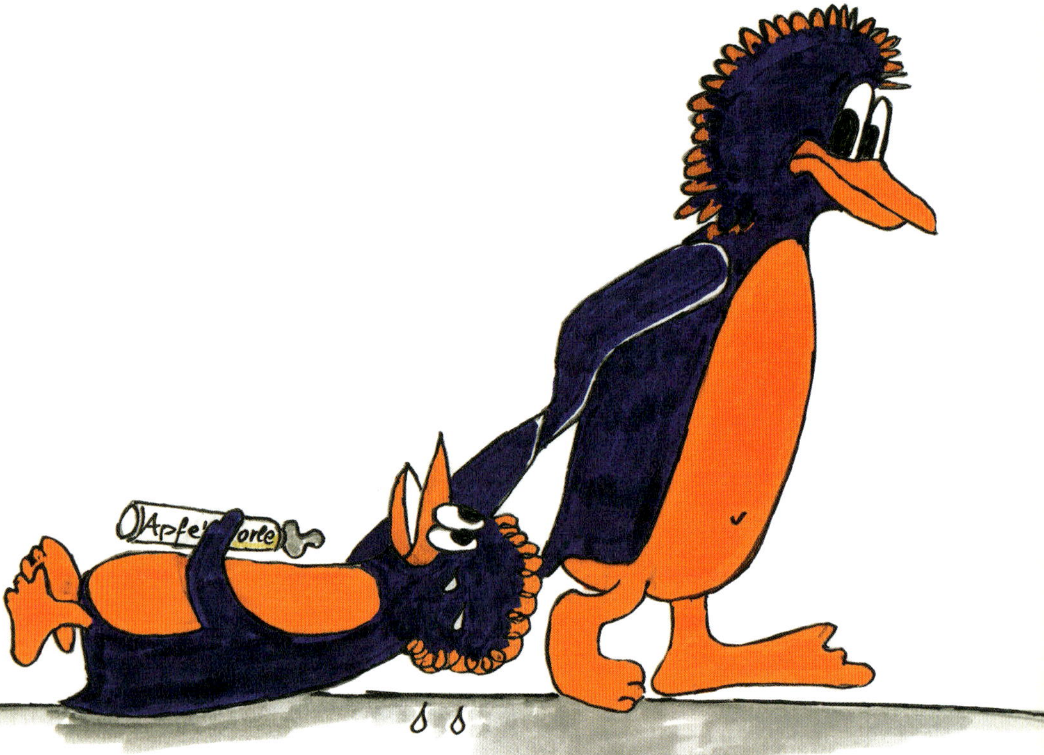

Jeder reagiert anders

Die einen schütten viel Insulin aus und werden auf Dauer dick, die anderen bleiben von Natur aus schlank. Immer mehr allerdings leiden unter Lebensmittelallergien. Woran das liegt und welche Folgen Stress und Bewegungsmangel haben. Wie wir Schmerzen und chronische Beschwerden durch richtige Ernährung heilen.

Die Ernährungstypen

Nicht jeder hat auf die gleiche Nahrung die gleichen hormonellen Reaktionen. Sie alle kennen die Menschen, die alles essen, und trotzdem noch schlank und fit sind und nur ungläubig schauen und milde lächeln, wenn man selbst auf den Nachtisch verzichtet oder lieber etwas Leichtes isst. Vier Grundtypen von Menschen unterscheide ich hinsichtlich ihrer körperlichen Reaktion auf Nahrung.

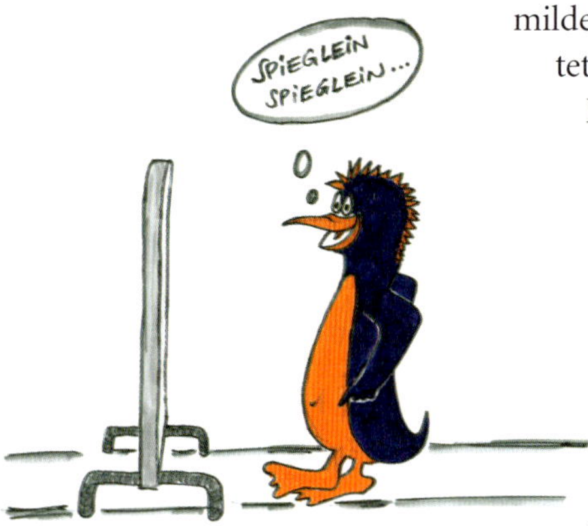

Typ 1: Von den Genen geküsst

Diese Menschen haben es leicht, denn sie reagieren selbst auf eine große Menge Kohlenhydrate mit nur kleinem Insulinanstieg. Das ist wirklich nur den Genen zuzuschreiben, und entweder man ist so ausgestattet oder nicht. Und wir, die nicht mit solchen Genen versehen wurden, könnten vor Neid platzen. In dieser Situation ist es nur zutiefst menschlich, auch mal echt neidisch zu sein, finde ich. 20 Prozent der Bevölkerung befindet sich in diesem genetisch bedingten Idealzustand. Sie haben keine nennenswerte Insulinreaktion auf Kohlenhydrate, daher auch keine Gewichtsprobleme und weniger ausgeprägte Gesundheitsprobleme. Trotzdem ist es auch für diese Menschen wichtig, auf eine ausgewogene Ernährung zu achten, denn die Veränderung von Blutwerten merkt man nicht sofort, und irgendwann kommen dann die negativen Folgen.

Typ 2: Er hat es mittelschwer

Dann gibt es die, die nur mit einer leichten Erhöhung von Insulin auf Kohlenhydrate reagieren. Sie haben es mittelschwer, ihr Gewicht zu halten und haben auch nicht permanent irgendwelche Beschwerden. Bei ihnen kommt es zu leicht erhöhter Insulinausschüttung auf schlechte Kohlenhydrate. Sie haben mäßige Gewichtsprobleme, ihr Gesundheitszustand ist leicht schwankend, sie haben immer mal wieder unerklärbare körperliche und seelische Beschwerden, die dann auch wieder verschwinden. Sie gehen ab und zu zum Arzt wegen kleiner Zipperlein.

Typ 3: Diese Menschen haben es schwer

Zu diesem Typ gehören diejenigen, die nur ein Baguette zu sehen brauchen, und schon erhält die Bauchspeicheldrüse das Signal: Zucker – und los geht's, Insulin wird ausgeschüttet. Das ist leicht übertrieben, denn in den Körper muss das Baguette schon, aber dann erfolgt tatsächlich sofort eine Insulinausschüttung. Diese Menschen haben es sehr schwer, ihr Gewicht zu halten, und klagen fast dauernd über irgendwelche Beschwerden. Sie haben eine völlig überhöhte Insulinausschüttung auf schlechte Kohlenhydrate. Ständige Gewichtsprobleme, ein stark schwankender Gesundheitszustand, permanent wechselnde körperliche und seelische Beschwerden, die ohne auffindbare Ursachen sind – all das ist für sie typisch. Daraus resultiert häufiger Arbeitsausfall. Sie sind Stammgast bei Heilpraktikern, Psychotherapeuten und Bioläden. Doch auch mit Homöopathie oder Biofood wird oft kein Erfolg erzielt, weil man die Wirkung von Insulin auf die Gesundheit, siehe Kapitel »Insulin« (ab Seite 20), nicht erkennt und die Ernährung nicht so umstellt, dass der Insulinspiegel unter Kontrolle bleibt. Diese Menschen müssen ihr Leben lang auf eine ausgewogene Ernährung achten, d. h., sie brauchen eine Ernährung nach den Kriterien von welleat, um ihren Hormonhaushalt in Balance zu bringen.

Typ 4: Durch Diäten dick gehungert

Zu diesem Typ gehören die Diätgeplagten, die sich dick gehungert haben – ohne es zu wissen. Was ist da passiert? Durch jahrelanges Diät halten, wieder zunehmen, wieder Diät halten, haben sich diese Menschen, meistens Frauen, ihren Grundumsatz so heruntergehungert, dass sie bei einem Verzehr von z. B. 200 Kalorien schon zunehmen. Da aber niemand auf Dauer von 200 Kalorien leben kann, essen sie natürlich mehr und nehmen wieder zu. Das ist dann der Jo-Jo-Effekt. Sie haben sich dick gehungert! Menschen von diesem Typ müssen quasi nur an einer Konditorei vorbeigehen und werden schon davon dick. Auch wenn das übertrieben klingt, diese Menschen nehmen von einem Stück Kuchen absolut unadäquat zu. Es gibt sie wirklich, die Übergewichtigen, die sagen: »ich esse nicht viel« – und keiner glaubt ihnen. Dabei stimmt das zum aktellen Zeitpunkt. Sie nehmen schon von den kleinsten Mengen zu.

Kurz gefasst: Unterschiedliche Reaktionen auf Kohlenhydrate

Menschen vom Typ 1 und 2 sollten auf ihre Ernährung achten, um nicht zu erkranken und sich leistungsfähig und wohl zu fühlen. Menschen vom Typ 3 und 4 sollten sich genau an die Ernährung im hormonellen Gleichgewicht halten, um ihre Lebensqualität wieder zu erhöhen. Denn es macht unsicher und manchmal auch depressiv oder verrückt, wenn wir körperliche oder psychische Probleme haben, die wir uns nicht erklären können. Mit der Ernährung im hormonellen Gleichgewicht werden viele dieser scheinbar unerklärlichen Zustände erklärbar, verschwinden oder werden zumindest gemildert. Alle Probleme kann die Ernährung nicht lösen, aber sie kann helfen, leichter Nöte durchzustehen, denn sie macht geistig und körperlich stärker und robuster.

Der Jo-Jo-Effekt ist zu umgehen, indem man, während man Kalorien spart, sich eine Stunde am Tag so bewegt, dass man schwitzt und somit seinen Grundumsatz hoch hält.

Der berühmte Jo-Jo-Effekt

Stellen Sie sich vor: Sie essen jeden Tag 2000 Kalorien und verbrauchen diese auch. Das ist Ihr Grundumsatz. D. h.: Sie nehmen nicht zu und nicht ab. Genauer gesagt, gibt der Grundumsatz die Energie an, die Sie täglich verbrauchen würden, wenn Sie sich gar nicht bewegen würden. Und nun beschließen Sie: Ab Montag nehme ich 5 Kilo ab und esse nur noch 1000 Kalorien. Gesagt, getan, am Montag wird gehungert, am Dienstag auch und auch noch am Mittwoch. Mittwochabend registriert der Körper dann: Hopsa, was ist denn hier los? Ist Hungersnot? Gibt's nichts mehr? In der Not ist der Körper ganz schlau und schraubt seinen Grundumsatz herunter auf 1000 Kalorien. Um dies zu registrieren, braucht der Körper etwa drei Tage. Das heißt: Wenn Sie mal zwei Tage »fasten«, verderben Sie sich nicht Ihren Grundumsatz. Weiter geht's. Sie hungern tapfer weiter, und, juhu, nach 3 bis 5 Wochen sind die 5 Kilo runter. Hurra, jetzt eine Feier, denn ich war ja so tapfer. Gesagt, getan – feiern und ab dem nächsten Tag wieder so essen wie vor 3 bis 5 Wochen, denn da habe ich ja auch nicht dauernd zugenommen. Doch leider falsch gedacht, denn: Der Körper jubelt, vorbei sind die Magerzeiten von 1000 Kalorien, jetzt kommen wieder 2000 Kalorien. Doch was passiert: Der Grundumsatz befindet sich auf einem Niveau von 1000 Kalorien und bekommt 2000. Das heißt doch, dass da entschieden 1000 übrig sind. Juhu, und die lagere ich mir gleich in die Fettzellen, damit ich bei der nächsten Hungersnot wieder etwas habe, sagt sich der Körper. Das ist der Jo-Jo-Effekt.

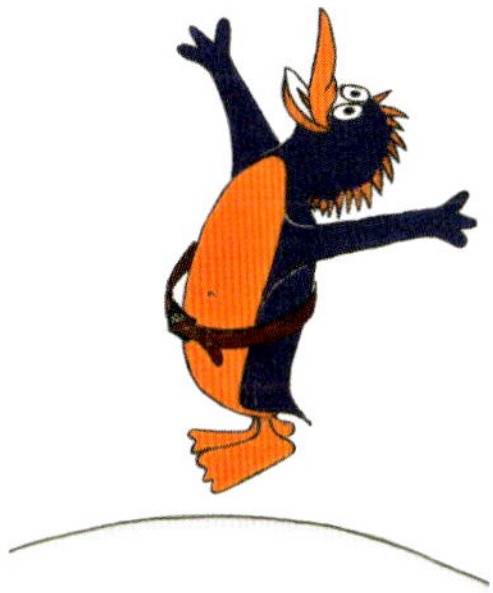

Kein Kalorienzählen mit welleat

Da mit der Ernährung im hormonellen Gleichgewicht kein Kalorienzählen mehr nötig ist, weil Sie Ihre Ernährung so umstellen, dass Sie die Hormone selbst produzieren, die Sie schlank werden und schlank bleiben lassen, kommt es dann auch zu keinem Jo-Jo-Effekt mehr, denn Sie müssen, ja, Sie dürfen nie wieder hungern. Das ist doch etwas. Oder? Diejenigen zu erreichen, die sich dem so genannten Typ 3 und 4 zuordnen können, liegt mir ganz besonders am Herzen, denn die meisten, die in meine Praxis kommen, sind diesen Typen zuzuordnen. Viele davon haben schon die abenteuerlichsten Diagnosen gehört, haben sehr viel Geld für ihre »Gesundheit« ausgegeben und tappen immer noch im Dunkeln.

Ursachen verschiedener Insulinreaktionen

Die Ursachen dafür, dass jemand mit einer verstärkten Insulinausschüttung reagiert, sind in mehreren Bereichen zu finden:

1. Genetische Ursachen (siehe auch Typ 1, Seite 109).
2. Sehr nervöse Menschen und solche, die sich dauerhaft großem Stress aussetzen (siehe Kapitel »Stress«, ab Seite 118).
3. Menschen, die zu wenig Bewegung haben (siehe Kapitel »Bewegung ist Leben«, ab Seite 114).
4. Traumatisierte Menschen. Sie haben eine Störung des Hormongleichgewichts, denn dieses Gleichgewicht wird bei einem Traumaerleben stark beeinträchtigt.

Was ist ein Trauma?

Menschen, denen ein großer Schock, ein Unfall, eine Gewalttat, Missbrauch oder anderes sehr schwer zu Verarbeitendes widerfahren ist, sind eventuell traumatisiert. Man ist nicht automatisch traumatisiert, wenn einem etwas Schlimmes widerfährt. Dies ist aber dann der Fall, wenn die Energie der Todesangst, die sich in dem Moment des Geschehens im Nervensystem befindet, nicht entweichen kann. Ein Beispiel: Sie stehen vor einem Hund, der im Begriff ist, Sie zu beißen. Sie haben Todesangst und Ihre Nerven sind zum Zerreißen gespannt. Sie entwickeln in diesem Moment Strategien zur Lösung und produzieren Stresshormone bis zum Bersten. Wenn es sinnvoll ist und die Möglichkeit besteht, rennen Sie weg. Wenn Sie keine Möglichkeit haben wegzurennen, erstarren Sie und werden gebissen. Sind Sie erfolgreich weggerannt, hat sich die gestaute Energie beim Rennen verbraucht und Sie haben kein Trauma, keine Traumaenergien, die sich in Ihr Nervensystem einbetten. Sie haben in Zukunft vielleicht Angst vor Hunden, das ist aber noch lange kein Trauma. Sind Sie aber erstarrt, weil Flucht nicht möglich war, bleibt die Energie der Todenangst quasi im Nervensystem stecken und hinterlässt ein so genanntes Trauma. Ihr Nervensystem und Ihr Hormonsystem sind dann nicht mehr das, was sie vorher waren. Sollten Sie sich angesprochen fühlen, empfehle ich Ihnen das Buch von Peter A. Levine: »Traumaheilung – Erwachen des Tigers«.

Das Immunsystem

Stress, denaturierte Nahrung und eine unausgewogene Ernährung sind schädlich für die Darmschleimhaut – das schwächt auf Dauer das Immunsystem.

Die Zahl derjenigen, die unter einer Lebensmittelallergie leiden, wird immer größer. Bei Kindern ist es schon fast an der Tagesordnung, dass die Mutter im Supermarkt oder Restaurant sagt: »Nein, keinen Weizen bitte, kein Ei, keine Milch.« Was ist da los? Durch unsere Umwelteinflüsse und unsere denaturierte Nahrung wird unsere Darmschleimhaut »löchrig« und in der Folge das Immunsystem schwach. Unser Darm stellt nämlich 90 Prozent des Immunsystems dar, d. h., es ist von großer Bedeutung, wie gut oder schlecht unsere Darmschleimhaut beschaffen ist. Oft ist es aber auch so, dass eine Allergie gar keine wirkliche Allergie ist, sondern eine Unverträglichkeit.

Lebensmittelallergie

Bei einer Allergie kommt der Körper wirklich sehr schnell in große Not: Die Schleimhäute schwellen an, auch die Schleimhäute im Hals. Dies äußert sich dann mit extremem Halskratzen, sogar mit akuter Atemnot oder mit Flecken auf der Haut. Diese Soforttyp-Allergie beruht auf einer übermäßig gesteigerten Produktion eines Antikörpers, hervorgerufen durch eine bestimmte Substanz. Diese verursachende Substanz muss herausgefunden und dann gemieden werden, bis die Allergie erfolgreich behandelt wurde, z. B. mit Bioresonanz-Therapie oder anderen alternativen Heilmethoden. Oft können die allergischen Reaktionen jedoch nicht erfolgreich behandelt werden – dann heißt es, auf das Lebensmittel zu verzichten und vor allem genau zu forschen, in welchen Lebensmitteln diese Substanz auch versteckt vorkommen könnte. Fragen Sie hierzu Ihren Arzt oder Heilpraktiker. Leider sind in manchen Lebensmitteln Spuren von allergieauslösenden Stoffen, ohne dass sie auf dem Etikett verzeichnet sind. Bei einer Allergie gegen Erdnüsse beispielsweise wäre das unter extremen Umständen tödlich, denn Spuren von Erdnüssen können z. B. in Schokolade vorhanden sein. Der Verzicht auf alle Fertigprodukte ist fast zwingend, wenn es sich um eine Weizen-, Ei- oder Fischallergie handelt, denn wer ahnt schon, dass in einem Diätkeks Auszüge aus Fischmehl zu finden sein können. Auf der Packung steht davon nichts.

Leider macht sich kaum jemand Gedanken, wenn er Antibiotika nimmt, wie er seine Schleimhaut danach wieder mit guten Bakterien aufbauen könnte.

Lebensmittelunverträglichkeit

Bei einer Unverträglichkeit handelt es sich um eine Immunschwäche, die im Darm zu suchen ist, der ja wie gesagt der Hauptsitz unseres Immunsystems ist. Es ist bekannt, dass Antibiotika unserer Schleimhaut schaden, indem gute Darmbakterien abgetötet werden, die von großer Wichtigkeit für eine gut funktionierende Abwehr sind. Neben Antibiotika, Alkohol, weißem Mehl und Stress ist Zucker der Hauptfeind der Darmschleimhaut, da er das Wachstum schlechter Bakterien und von Pilzen fördert. Zucker ist für sie der beste Nährboden, und sie können sich hervorragend vermehren und so die Schleimhaut angreifen.

Wie aber ist die Darmschleimhaut aufgebaut? Sie sieht aus wie ein Netz, hat ganz kleine, feine Löcher, durch die die ankommenden, zerlegten Nahrungsmoleküle diffundieren, um dann in den Blutkreislauf zu gelangen. So funktioniert ein guter Stoffwechsel. Leider ist dies oft nicht der Fall, denn eine Schleimhaut, an der viel verändert wird, reagiert, indem die Löcher größer werden.

Diese Löcher vergrößern sich, indem die Darmschleimhaut sozusagen von den Pilzen oder schlechten Bakterien angeknabbert wird. Das hat zur Folge, dass größere Nahrungsmoleküle durch die Schleimhaut in den Blutkreislauf gelangen, die eigentlich nicht dafür vorgesehen sind.

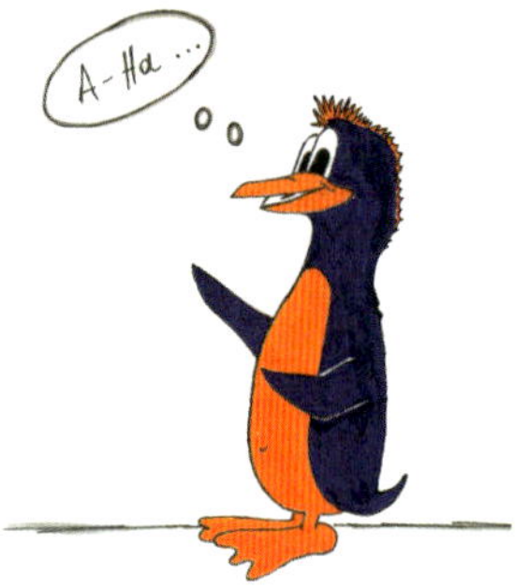

Beispiel Milch

Durch das Homogenisieren und Pasteurisieren der Milch werden die Milchmoleküle auf ein Drittel ihrer Ursprungsgröße »zerschossen«. Wenn diese kleinen Milchmoleküle dann auf eine geschädigte Schleimhaut treffen, passieren sie diese und gelangen in den Blutkreislauf. Da gehören sie aber absolut nicht hin, und der Körper reagiert entsprechend – nicht so drastisch wie bei einer Allergie, sondern diffus mit Unpässlichkeiten wie Übelkeit, Kopfschmerzen oder anderen störenden, unerklärlichen Dingen. Diese Reaktion ist nicht nur für homogenisierte und pasteurisierte Milch typisch, sondern für alles, was nicht ins Blut gehört und nur dahinkommt, weil die Schleimhaut geschädigt ist. Dabei handelt es sich um eine Unverträglichkeit.

Wie gesund ist Ihre Darmschleimhaut?

Um herauszufinden, wie es um Ihre Darmschleimhaut steht, sollten Sie sich folgende Fragen ehrlich beantworten. Können Sie diese Fragen zum Teil oder ganz bejahen, empfehle ich Ihnen, einen Arzt zu konsultieren.

1. Haben Sie Durchfall oder Verstopfung?
2. Sind Sie infektanfällig?
3. »Vertragen« Sie manche Lebensmittel nicht oder nur manchmal?
4. Haben Sie wechselnde Probleme wie Übelkeit, Kopfschmerzen, Hautprobleme, chronische Entzündungen?
5. Haben Sie in den letzten Jahren Antibiotika genommen?
6. Haben Sie danach keine Darmsanierung vorgenommen?

Können Sie die Fragen im Kasten auf Seite 112 unten zum Teil oder ganz bejahen, rate ich Ihnen, zum Arzt zu gehen, denn Sie können sich noch so gut ernähren, wenn der Darm nicht mitmacht, bringt die beste Nahrung nichts. Beispiel Marmeladenglas: In einem Marmeladenglas befindet sich ein ganz kleiner Rest, der schimmelt. Sie füllen es jetzt mit ganz frischen Früchten auf. Was passiert? Alles zusammen, auch die frischen, guten Früchte fangen an zu schimmeln. Und auch die Darmschleimhaut muss in einem guten Zustand sein, damit gewährleistet ist, dass nur das die Schleimhaut passiert, was hindurch soll, und der Körper nicht mit Molekülen belastet wird, gegen die er ankämpfen muss.

Die Lösung: Eine Darmsanierung

Der Heilpraktiker Uwe Karstätt empfiehlt »Nature Biotics« zur Sanierung des Darms. Dieses Produkt kommt aus den USA und ist ein Nahrungsergänzungsmittel, kein Medikament. Dieses Mittel hat sich besonders bewährt, denn es baut gute Bakterien auf, schlechte ab und regeneriert die Schleimhaut. Wenn Sie das Gefühl haben, Ihre Schleimhaut brauche Hilfe, dann können Sie dieses Produkt auch ohne vorherige Stuhluntersuchung einnehmen. Anzuraten ist es all denjenigen, die Antibiotika genommen haben. Die Bezugsadresse entnehmen Sie bitte dem Anhang. Weitere Hilfen für die Schleimhaut sind: Naturjoghurt aus dem Bioladen mit den Milchsäurebakterien Bifidum und Acidophilus oder milchsauer vergorene Produkte, wie Sauerkraut. Oder eine Ernährung nach welleat. Auch Bewegung ist eine Hilfe für den Darm.

Bewegen Sie sich, und viele Ihrer kleinen Zipperlein werden sich in Luft auflösen.

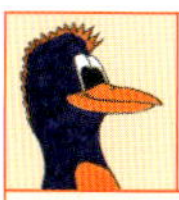

Kurz gefasst: Der Darm und das Immunsystem

Ist die Schleimhaut saniert, die Darmflora im gesunden Verhältnis von guten und schlechten Bakterien, sind die Pilze (Candida) verbannt, verschwinden auch die Unverträglichkeiten von Lebensmitteln. Auch bei diagnostizierten Allergien kann sich eine deutliche Besserung des Allgemeinbefindens einstellen.

Bewegung ist Leben – Trägheit ist Krankheit

Trotz Light-Produkten, unzähligen Ernährungsratgebern, Diätenwahn und Fastenkuren – die Deutschen werden immer dicker! Die Krankenkassen zahlen jedes Jahr 100 Milliarden für ernährungsbedingte Krankheiten. 44 Millionen Deutsche haben Übergewicht, 15,6 Millionen haben 30 und mehr krankhafte Kilo zu viel. Übergewichtige Kinder sind ein Bild, an das wir uns schon fast gewöhnt haben. Altersdiabetes heißt bald Kinderdiabetes, denn 8- bis 15-Jährige leiden schon an der Zuckerkrankheit.

Was ist da los?

Wir sitzen – im Auto, in der Bahn, im Sessel, im Bürostuhl, im Speck. Wir nehmen den Aufzug, die Rolltreppe, und oft bleiben wir einfach sitzen. Auf Dauer gesehen, hat das Folgen für Körper und Psyche, denn: Was macht uns krank und dick? Es ist unser träges Körperfett, das nichts anderes will, als sich auszuruhen, damit wir uns langsam an diesen Zustand gewöhnen, bis es für uns normal ist. Wir kennen es dann nicht mehr anders. Es kann zur Gewohnheit werden, sich schlecht zu fühlen.

Überwinden Sie Ihre Trägheit

Erst wenn Sie sich aufraffen und es ausprobieren, wie es sich anfühlt, zu laufen oder zu joggen, dann merken Sie plötzlich: So kann ich mich fühlen, leicht, beschwingt, zuversichtlich, mutig, tatkräftig – einfach kräftig, durchblutet und gesund. Sie können sich durch Bewegung Ihre Schlank-und-glücklich-Hormone selbst produzieren, dafür brauchen Sie keinen Arzt, keine Pillen und keine Spritzen. Wer Sport treibt, hat einen niedrigeren Cortisolspiegel und ist daher weniger anfällig für Stress.

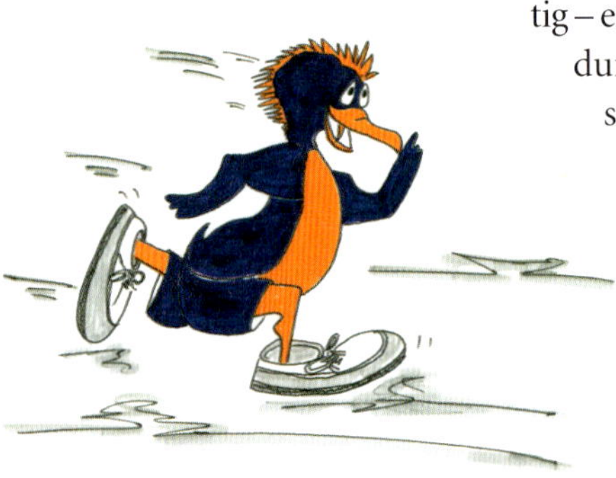

Jeder kann sich bewegen, jeder in seinem Maß – ob leichtes Walken, Joggen, Übungen mit Hanteln, Schwimmen oder Ähnliches. Sie können etwas dafür tun, dass Ihre Muskeln, die Fettverbrennungsanlagen,

Der Body-Mass-Index (BMI)

BMI = Gewicht in Kilogramm, geteilt durch (Körpergröße in Metern)^2

Beispiel: Bei 70 kg Körpergewicht und einer Größe von 1,73 m:

$$\frac{70}{1{,}73 \times 1{,}73} = \frac{70}{3} = 23 \text{ BMI}$$

Laut WHO:

- unter 18 = Untergewicht
- 18,5–24,9 = Normalgewicht
- 25–29,9 = Übergewicht
- 30–34,9 = Fettleibigkeit
- 35–39,9 = schwere Fettleibigkeit

Ihr träges Fett einfach wegschmelzen. Beim Fett spreche ich nicht nur von übergewichtigen Menschen, denn es gibt viele Dünne, die trotzdem zu viel Fett haben. Wer wissen will, ob er im Normbereich seines Gewichts liegt, kann den Body-Mass-Index (BMI) benutzen. Der BMI berechnet Ihr Körpergewicht in Relation zur Körpergröße.

Dickmacher und Schlankmacher

Was macht dick?

- Tierische Fette
- Zucker in Form schlechter Kohlenhydrate und nicht nur von Limos
- Hungern
- Alkohol
- Bewegungsmangel
- Stress

Was macht schlank?

- Genügend gutes Eiweiß
- Gute Kohlenhydrate wie Gemüse, Obst, Vollkornprodukte in Maßen
- Bewegung
- Gute Hormone
- Positive Gedanken
- Liebe und Lachen

Joggen mit Pulsband

Mit Pulsband joggen heißt, am Grenzpuls laufen: nicht darüber, denn dann verbrennen Sie Kohlenhydrate, nicht viel darunter, denn dann verbrennen Sie kein Fett. Der Kölner Sportwissenschaftler Dr. Dieter Lagerstrom hat 1977 dafür folgende sehr hilfreiche Formel entwickelt:
Trainingspuls = RHF + (220 minus 3/4 LA minus RHF) x X.
RHF = Ruhepuls, LA = Lebensalter
X = Trainingszustand bei untrainierten Personen = 0,6
X = Trainingszustand bei durchschnittlich trainierten = 0,65
X = Trainingszustand bei trainingserfahrenen = 0,7
Ein Beispiel: Ein durchschnittlich trainierter 40-Jähriger mit einem Ruhepuls von 70 hat folgenden Trainingspuls:
Trainingspuls = 70 + (220 – 0,75 x 70 – 70) x 0,65 = 133

Wichtig für Eltern: Fettzellen werden im Kindesalter angelegt, d.h. wenn Ihr Kind viele Fettzellen auf den Lebensweg mitbekommt, hat das zwei Ursachen: Gene und Ernährung. Wenn Kinder von klein auf mit Apfelschorle, Süßigkeiten, Brezeln und dergleichen versorgt werden, wachsen der Insulinspiegel und die Anzahl der Fettzellen, denn die Kohlenhydrate müssen ja weiterverarbeitet oder im Körper gespeichert werden. Es sei nochmal gesagt: Überschüssige Kohlenhydrate enden als überschüssiges Fett!

Joggen, aber richtig

Die Voraussetzung, damit Sie richtig trainieren können, ist, dass Sie genügend Eiweiß zu sich nehmen, also über genügend Aminosäuren verfügen, und dass Sie genügend Wasser trinken.

Laufen Sie im falschen Pulsbereich, haben Sie keinen Verbrennungseffekt (siehe Kasten oben). Deshalb gibt es so viele Menschen, die seit Jahren laufen und dabei kein Gramm Fett verlieren. Psychisch geht es den »Falschjoggern« trotzdem besser, denn auch falsches Joggen erzeugt gute Hormone, verbrennt nur leider kein Fett.

Anfänger laufen zehn Schläge unter dem Grenzpuls (siehe Kasten auf Seite 116). Nach 4 bis 6 Wochen sollten Sie sich langsam an den Grenzpuls herantasten. Beachten Sie, dass sich Ihr Ruhepuls mit steigendem Trainingseffekt verändert, d. h.: regelmäßig nachmessen. Wenn Sie starkes Übergewicht haben, fangen Sie zunächst bitte mit Walken an, um die Gelenke nicht so sehr zu belasten. Sie können ja später mit dem Joggen beginnen.

Auch Spazierengehen ist effektiv

Wer nicht joggen will, kann auch effektiv spazieren gehen. Für den Fall, dass ich nicht alle Menschen dazu motivieren kann, Läufer zu werden, gebe ich Ihnen hier noch einen Tipp fürs Spazierengehen: Wenn Sie 100 bis 120 Schritte in der Minute gehen, erzielen Sie ein gutes Herz-Kreislauf-Training und zugleich eine Fettverbrennung. Dieses Tempo ist angenehm, und Sie fühlen sich danach frisch – ganz anders als beim Einkaufsbummel, der sehr anstrengend ist. Der Grund dafür ist das extrem langsame Gehen, das den Puls verringert und dadurch die Durchblutung in den Organen, Gelenken und vor allem auch den kleinen Bandscheibenmuskeln stark beeinträchtigt. Deshalb klagen viele Menschen nach langsamen Spaziergängen oder Einkaufsbummeln über Rückenschmerzen. Dies umgehen Sie, indem Sie 100 bis 120 Schritte pro Minute als Tempo wählen oder beim Bummeln einfach zwischendrin mal schnell gehen. Bewegen Sie sich! Bewegen Sie Ihre Hormone und Zellen in Richtung Glück, Schlankheit und Gesundheit.

Kurz gefasst: Bewegung ist Leben

Achten Sie täglich darauf, sich bewusst zu bewegen. Gehen Sie in der Mittagspause spazieren, lassen Sie öfters das Auto stehen, umgehen Sie Rolltreppen oder Fahrstühle. Geben Sie Ihren Muskeln die Chance, ihre Arbeit zu machen, nämlich Fett zu verbrennen. Wenn Sie sich bewegen, wird in vielen Fällen der Gang zum Arzt überflüssig, und Sie sind unabhängiger.

Stress

Eigentlich ist es heutzutage für viele ein Luxus, sich zwischendrin mal eine Ruhepause von der täglichen Hetzerei zu gönnen. Das Motto für die, die Arbeit haben, ist: schneller, höher, weiter. Wer keine hat, befindet sich genauso im Dauerstress, denn Sorgen, Existenzangst und Gefühle des Versagens machen auch Stress. Wo man hinschaut: Stress. Was ist Stress? Es gibt den positiven Stress, genannt Eustress, ausgelöst z. B. durch Verliebtheit, Erfolg oder andere positive Erlebnisse, der uns in die Lage versetzt, Topleistungen zu vollbringen, uns zu Begeisterung, Kraft, Motivation und Energie verhilft. Dann gibt es den leider weit verbreiteten negativen Stress, genannt Distress, der uns lähmt und auf Dauer krank macht.

Stress macht dick ... und auf keinen Fall schlauer.

Was passiert genau bei Distress?

Auslöser sind oft berufliche oder private Überbelastungen, die den Körper in eine Stresssituation versetzen. Aber auch Genussmittel, wie Kaffee, Tee, Süßigkeiten, Cola, Softdrinks, Alkohol und Drogen, lösen Stressreaktionen aus. Der Körper wird in einen Zustand höchster körperlicher, geistiger und emotionaler Alarmbereitschaft versetzt. Wir wittern Gefahr, und es passiert das Gleiche wie bei den Menschen in der Steinzeit. Dort war dieser Zustand überlebenswichtig, und es hieß: Flucht oder Kampf. Bei uns ist das heute etwas anders, denn die Auslöser sind nicht mehr wilde Tiere, sondern Menschen und Situationen, die uns überfordern. Heutzutage können wir in diesen Stresssituationen oft nicht adäquat reagieren. D. h., wir wehren uns nicht körperlich, indem wir dem Stressverursacher eine auf die Mütze hauen oder einfach schnell wegrennen. Die negative Energie bleibt bei uns, lähmt uns und macht krank. Denn wir sind ja gut erzogen und leben einfach nicht mehr in der Steinzeit – manchmal schade.

Strategien gegen Distress

Machen Sie ganz bewusste Pausen. Erlernen Sie Entspannungstechniken oder lassen Sie sich entspannen. Hier ein persönlicher Tipp für Erholungssuchende: Wassershiatsu, eine Stunde der völligen Entspannung im Wasser (siehe auch www.aquamunda.de).

Der absolute Garant für Stressabbau ist: Bewegung. Bei Bewegung, z. B. Laufen oder leichtes Muskeltraining, verringern Sie die Menge an Stresshormonen und produzieren Schlank-und-glücklich-Hormone. Prüfen Sie außerdem Ihren Alltag auf Stresssituationen, und versuchen Sie ganz bewusst, diese zu verändern oder zu umgehen. Es braucht dazu ein Stressbewusstsein und guten Willen. Das kann jeder. Prüfen Sie den Nutzen der Situationen, die Sie in Stress bringen, und vergleichen Sie dann den gesundheitlichen Preis, den Sie dafür zahlen. Das rechnet sich nie, denn die meisten Stresssituationen sind absolut unnötig. Es macht Spaß und weckt den Ehrgeiz, täglich kleine Siege zu erringen, indem man in Situationen gelassen bleibt, die einen vorher noch auf die Palme gebracht haben. Denn sind wir doch mal ehrlich: Es bringt absolut nichts, wenn man sich über andere ärgert, das verändert die Situation in keiner Weise.

Was passiert hormonell bei Stress?

Der Körper schüttet vermehrt Stresshormone aus, wie z. B. Cortisol. Auch Adrenalin und Noradrenalin werden stärker produziert. Die Wirkung dieser Hormone ist langfristig für den Körper auf allen Ebenen gesundheitsschädlich. Insgesamt bewirken sie:

1. Verengung der Blutgefäße; dadurch erhöht sich das Risiko für Herzinfarkt und Schlaganfall. Die Konzentration lässt stark nach, denn das Gehirn wird nicht mehr ausreichend mit Sauerstoff versorgt.
2. Der Blutzuckerspiegel und nachfolgend der Insulinspiegel steigen an, mit allen negativen Folgen.
3. Die Reaktion des Abwehrsystems wird herabgesetzt.
4. Eine Schwächung des Immunsystems kann zu Herz-, Magen-, Darm- und Nervenerkrankungen führen.
5. Hormonelles Ungleichgewicht auf allen Körperebenen: Das Stresshormon Cortisol regt den Appetit an; es lässt Zellen des Kurzzeitgedächtnisses absterben und verhindert die Bildung der Hormone, die schlank und glücklich machen. Cortisol erhöht den Insulinspiegel, Insulin macht dick.

Kurz gefasst: Stress

Stress macht dick und krank und kann mit Bewusstsein und Bewegung verhindert oder abgebaut werden. Wichtig ist, dass die Stresssituationen auch als solche erkannt werden. Gehen Sie liebevoll mit sich um, Sie haben es verdient.

Ein empfehlenswertes Buch zum Thema: »Simplify your life« von Werner Küstenmacher. Dort können Sie lesen, was uns außer Stress noch belastet.

Bewusst mit Stress umgehen

Stress kann man ganz bewusst angehen. Auch Sie sollten dies tun, für ein friedliches Miteinander und für Ihre Gesundheit. Nutzen Sie das vielfältige Angebot in Praxen oder Kursen mit verschiedenen Techniken. Denn Stress ist eine Entscheidungssache, wie Sie mit sich und Ihrem Leben umgehen. 90 Prozent der Situationen, die Ihnen Stress bereiten, kann man abstellen, indem man sich einfach gelassen der Situation stellt. Überprüfen Sie das bitte.

Schmerzen: akut oder chronisch

Unser Wohlbefinden und unsere Gesundheit sind davon abhängig, wie gut unsere Zellen arbeiten, d. h., wie gut unsere Zellen mit Sauerstoff und Nährstoffen versorgt werden und wie sie miteinander kommunizieren. Die Kommunikation findet nur dann statt, wenn genug gute Hormone gebildet werden, die ihre Aufgabe als Botschafter auch erfüllen können. Wichtig sind vor allem die Eicosanoide, die Gewebshormone, die entscheiden, ob das Gewebe gut oder schlecht versorgt ist. Genauer gesagt, hängt die Versorgung des Gewebes davon ab, ob gute oder schlechte Eicos gebildet wurden. Die Bildung der Eicos ist, wie wir gehört haben, fast nur von der Ernährung, also von Essen und Trinken, sowie Bewegung abhängig.

Chronische Schmerzen bedeuten oft nichts anderes als: Wir wissen nicht, welche Ursache das Krankheitsbild des Patienen hat und wie wir es behandeln sollen, z. B. ein Lendenwirbelsyndrom, ein Magen-Darm-Syndrom oder ein Halswirbelsäulensyndrom. Es ist so, dass wir durch die immer besser werdenden bildgebenden Verfahren wie Kernspin, Computertomographie und viele mehr bis auf den kleinsten Riss untersucht werden können. Man ist dann ganz froh, wenn man etwas findet, und präsentiert eine Diagnose wie: Facettensyndrom, Spinalkanalstenose, Karpaltunnelsyndrom oder Patellaspitzensyndrom. Der Patient hat Schmerzen und auch Auffälligkeiten in den »gestochen« scharfen Bildern. Ich betone gestochen deswegen so, weil diese bildgebenden Techniken bei allen Menschen etwas finden, was zu einer Diagnose passen würde. Auch bei denjenigen, die keinerlei Beschwerden haben, wird etwas gefunden. Denn wenn jemand eine Verengung des Wirbelsäulenkanals hat, bedeutet das noch lange nicht, dass er auch Schmerzen haben muss. Der Körper kann das Defizit mit gut wassergefüllten und nährstoffversorgten Zellen um die Verengungsstelle herum ausgleichen.

Manche Schmerzen können auch als »lokaler Durstschmerz« bezeichnet werden, wenn sie durch zu wenig Trinken verursacht werden.

Krankheit ohne Schmerzen?

Es gibt Menschen, die haben Bandscheibenvorfälle, aber keinerlei Beschwerden. Aber wehe, sie haben dann irgendwann, weil's doch mal gezwickt hat, eine Untersuchung und eine darauf folgende Diagnose, die lautet: »Sie haben einen Bandscheibenvorfall und müssen damit leben!« Das trifft Sie erst einmal und Ihnen geht's danach gleich wesentlich schlechter. Wohlgemerkt, der Bandscheibenvorfall kann alt sein und keinerlei Schmerzen verursacht haben. Wie kann das sein? Wenn es im Körper zu einer Krise kommt, die durch viele Dinge ausgelöst werden kann, wie z. B. Sorgen, Angst, Kummer, Streit, schlechte Nahrungsaufnahme, zu wenig Wasser und dergleichen, bildet er Symptome an der Stelle aus, die sowieso geschädigt ist, vorher aber nicht weh tat. D. h., wenn das Ungleichgewicht behoben ist, dann kommt auch die Schmerzfreiheit wieder zurück, vorausgesetzt, der Betroffene versteht die Zeichen seines Körpers und handelt – in Form von Ernährungsumstellung, Physiotherapie, Psychotherapie oder anderem.

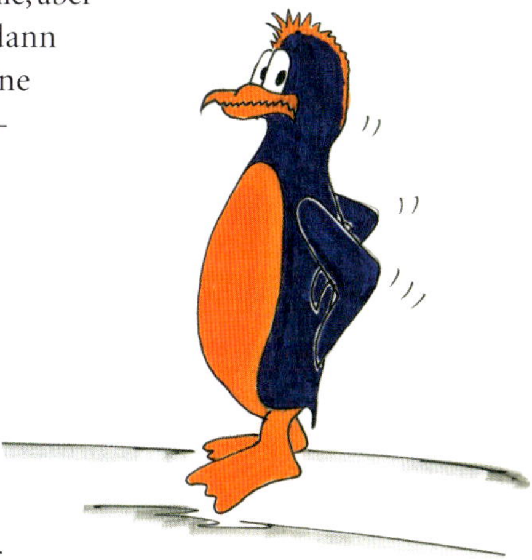

Eine provokante Tatsache

Eine mit Wasser, Sauerstoff und Nährstoffen prall gefüllte Zelle tut nicht weh und wird nicht krank! In der Realität ist das natürlich nicht so leicht, denn die Faktoren, die außer Wasser, Nahrung und Bewegung noch wirken und uns aus dem Gleichgewicht bringen, sind nicht zu vernachlässigen: Sorgen, Trauer, Streit, Unglück und mehr. Sonst hätten wir schon die unbegrenzte Lebensdauer und ewige Gesundheit und Jugend entdeckt. Trotzdem ist eine Ernährung im hormonellen Gleichgewicht die wichtigste Stütze für ein gesundes, aktives, glückliches, spannendes Leben, wie lange es auch immer vorgesehen sein mag. Durch welleat können wir viel unnötiges Leid und Kosten verhindern.

Der Körper ist in der Lage, Schmerzen auszugleichen, wenn der Körper gut ernährt ist.

Die Medizin diagnostiziert immer wieder Neues

Jährlich werden immer neuen Befunden, also Diagnosen, Namen gegeben, denn jährlich kommt eine neue Untersuchungstechnik dazu. Dann leiden wir plötzlich an Dingen, die vorher noch keiner kannte. Das sollte uns zu denken geben, denn was ist der Unterschied zwischen den Menschen, die Schmerzen haben, und denen, die keine haben? Man würde bei gründlicher Untersuchung bei beiden etwas finden. Der Unterschied liegt darin, dass die Menschen mit Schmerzen an einer Mangelversorgung von Sauerstoff, Nährstoffen und guten Gewebshormonen leiden, also einen Mangel an Nahrung und Bewegung haben. Der Körper kann sich aber auch mit Schäden, die wir alle haben, so organisieren, dass wir schmerzfrei und gesund sind – trotz Schäden am Bewegungsapparat: Voraussetzung ist, dass alles gut ernährt ist. Das ist bei denjenigen der Fall, die sich gut ernähren und bewegen.

Wassermangel und Schmerzen

Die Zellversorgung mit Wasser ist die Voraussetzung dafür, dass wir trotz Schäden in Bandscheiben, Gelenken, Muskeln schmerzfrei leben können. Die beste Physiotherapie ist chancenlos, wenn die Zellen zu sehr ausgetrocknet sind. Diese Schmerzen bezeichne ich auch als »lokalen Durstschmerz«. Dann macht der Therapeut eine so genannte Symptomverschiebung, d. h., man transportiert innerhalb einer Behandlung Wasser von einer etwas mehr gefüllten Zelle zu einer ausgetrockneten, was zur Folge hat, dass sich das Problem des Patienten oft bessert, es aber nach einer gewissen Zeit woanders anfängt zu zwicken. Deshalb ist es wichtig, den Patienten über seinen »Durst« aufzuklären, denn die Behandlung kann letztendlich nur erfolgreich sein, wenn der Patient anfängt, genug Wasser zu trinken (siehe auch Seite 82). Auch eine ausgewogene Ernährung ist wichtig: Zwar kann ich den Patienten dazu nicht zwingen, informiere ihn aber trotzdem und rate ihm zu einer Ernährungsumstellung. Denn der Erfolg einer Ernährungsumstellung gerade bei chronischen Schmerzen, Kopfschmerzen, Migräne, Bauchschmerzen, Rückenschmerzen, Gelenkentzündungen ist verblüffend.

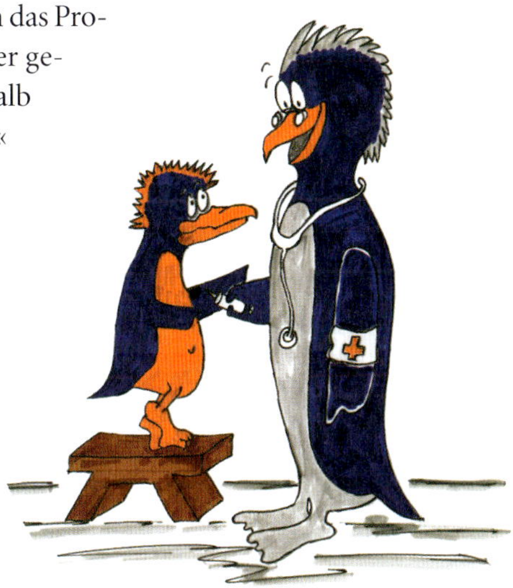

Schmerzhafte chronische Krankheiten

Natürlich gibt es auch Schädigungen im Körper, wie eine fortgeschrittene Arthrose, die nicht mehr »wegzutrinken« oder durch Ernährung zu beseitigen sind. Aber auch hier gilt: Ein Gewebe, das insgesamt gut ernährt ist, kann etwas von dem Schaden auffangen,

Die Erkenntnis des Zusammenhangs von Schmerzen und einem Mangel an Nährstoffen und Wasser ersetzt nicht den Besuch beim Arzt, denn ob der Schmerz organische Ursachen hat, kann nur der Arzt beurteilen.

Kurz gefasst: Chronische Schmerzen

Der Körper kann, wenn er auf allen Ebenen, also Zellen, Gewebe, Nerven, optimal mit Sauerstoff und Nährstoffen versorgt ist, Schäden kompensieren oder sie erst gar nicht aufkommen lassen. Er lernt, seine Selbstheilungskräfte zu aktivieren. Eine gut funktionierende Muskulatur und Gewebe können in erkrankten Nachbargebieten eine stärkende und unterstützende Funktion übernehmen. Die Versorgung ist gewährleistet bei ausgewogener Ernährung nach den Kriterien von welleat, bei ausreichender Wasserzufuhr und bei genügend Bewegung. Lassen Sie auch Ihre Blutwerte regelmäßig kontrollieren.

wenn die Muskeln optimal arbeiten, weil überall genug Sauerstoff und Nährstoffe vorhanden sind. Sollte es dann trotzdem zu einer Operation kommen und ein neues Gelenk eingesetzt werden, z. B. eine Hüfte, sind die Voraussetzungen optimal, dass es zu einem schnellen Muskelaufbau durch gezieltes Training kommt.

Diabetes

Diabetes wird auch Zuckerkrankheit genannt. Es gibt zwei Formen: den Typ-1-Diabetes und den Typ-2-Diabetes, der auch als Altersdiabetes bezeichnet wird. Typ-1-Diabetes ist angeboren, d. h., die Bauchspeicheldrüse ist nicht oder kaum in der Lage, Insulin zu produzieren, was zur Folge hat, dass der Blutzucker nicht gesenkt werden kann. Diese Menschen müssen Insulin spritzen. Typ-2-Diabetes ist eine Krankheit, die sich im Laufe der Zeit durch eine Resistenz der Rezeptoren für Insulin und nachfolgend durch eine Überstrapazierung der Bauchspeicheldrüse entwickelt hat. D. h., die Rezeptoren der Zielzellen für Insulin ermüden wegen Überbeanspruchung, und auch die Bauchspeicheldrüse ermüdet oder geht zugrunde. 6,5 Millionen Deutsche sind schon an Typ-2-Diabetes erkrankt, und laut WHO ist jeder zweite Deutsche auf dem Weg dahin. Ein wichtiger Grund dafür ist Übergewicht.

Typ-2-Diabetes ist hausgemacht: Er ist eine direkte Folge von Fehlernährung.

Wie entsteht ein Typ-2-Diabetes?

Durch einen hohen Verzehr an schlechten Kohlenhydraten, die vom Insulin in die Körperzellen geschleust werden, schüttet die Bauchspeicheldrüse permanent hohe Dosen an Insulin aus. Dadurch ist der Insulinspiegel ständig erhöht. Gleichzeitig entsteht eine Insulinresistenz der Zellen, d. h., die Körperzellen erkennen das Insulin nicht mehr richtig und sie werden nicht mehr ausreichend mit Zucker, also Energie, versorgt. Als Gegenreaktion kurbelt die Bauchspeicheldrüse die Insulinproduktion an, um die verminderte Insulinempfindlichkeit auszugleichen. Irgendwann erlahmt auch die Bauchspeicheldrüse, Typ-2-Diabetes ist entstanden.

Typ-2-Diabetes kann verhindert werden, indem Sie alle schlechten Kohlenhydrate und schlechten Fette meiden oder stark einschränken, indem Sie Stress abbauen und sich mehr bewegen. Dia-

► Ursachen für Typ-2-Diabetes

1. Zu hoher Verzehr von verschiedenen Zuckerarten, also Kohlenhydraten
2. Verzehr falscher Fette
3. Zu hoher Alkoholkonsum
4. Zu wenig Bewegung
5. Zu viel Stress

betes kann man im Blut (Blutzucker, Homocystein, Triglyceride) oder im Urin (Blutzucker) nachweisen. Je nach Konzentration des Zuckers im Urin und der Höhe der Blutwerte spricht der Arzt dann von beginnendem oder fortgeschrittenem Typ-2-Diabetes.

Beginnender Diabetes

Beim beginnenden Diabetes kann noch mit konsequenter Ernährungsumstellung eingegriffen werden. Die Krankheit kann sogar vollständig rückgängig gemacht werden, denn die Rezeptoren an den Zellen für Insulin, die in diesem Fall wegen Überbelastung erlahmt sind, können sich regenerieren und man kann wieder vollständig gesunden.

Erkundigen Sie sich bitte im Internet unter www.welleat.de. Dort erhalten Sie weitere Informationen rund um Vorträge, Therapeutenlisten und zu vielem mehr.

Fortgeschrittener Diabetes

Bei fortgeschrittenem Diabetes wird mit Medikamenten behandelt. Sie zwingen die schon stark in Mitleidenschaft gezogene Bauchspeicheldrüse, Insulin auszuschütten. Das geht dann eine Weile gut, doch irgendwann kann auch kein Medikament mehr die Bauchspeicheldrüse animieren zu arbeiten. Die letzte Möglichkeit ist dann, Insulin zu spritzen. Das Ende des Ganzen ist dann meistens eine Kombinationskrankheit mit dem Namen Syndrom X. Diese Krankheit geht einher mit: Typ-2-Diabetes, Übergewicht, Fettstoffwechselstörung, Bluthochdruck und Gerinnungsstörungen. Vermutlich wird diese Erkrankung in den nächsten Jahren massiv zunehmen, denn noch nie gab es so viel Übergewicht, Bluthochdruck, Allergien usw. Dies gilt es zu verhindern.

Menschen mit Diabetesrisiko

- Menschen mit Übergewicht
- Starke Raucher, starke Trinker
- Bewegungsfaule
- Kohlenhydrat-Junkies, die viel Softdrinks und Süßigkeiten konsumieren, Light-Konsumierer
- Ganz Ernährungsbewusste, die viel Kohlenhydrate und wenig Eiweiß verzehren
- Vegetarier, die nicht bewusst Eiweiß ausgleichen
- Menschen mit erhöhten Werten von Homocystein und Triglyceriden

Nahrung als stärkste Medizin

Um das Syndrom X zu verhindern, bedarf es einer Erneuerung der momentan gängigen Ernährungspyramide, der empfohlenen Diäten und des Ernährungsbewusstseins jedes Einzelnen. Denn: Wir haben die stärkste Medizin, die Nahrung, zur Verfügung und sollten sie nutzen, bevor wir den Rest unseres Lebens damit verbringen, zum Arzt zu gehen und sinnlose Diäten zu machen oder einfach körperlich und geistig nicht auf der Höhe zu sein. Wir können dadurch viel Geld sparen.

Was kann man gegen die Krankheit tun?

Wenn Sie zur Risikogruppe (siehe Kasten oben) gehören oder gesundheitliche Probleme haben, dann stellen Sie am besten Ihre Ernährung streng nach den Kriterien von welleat um. Lassen Sie regelmäßig Ihre Blutwerte untersuchen (siehe Kapitel »Hormone & Laborwerte verstehen«, ab Seite 138) und besprechen Sie mit Ihrem Arzt oder Heilpraktiker einen Ernährungsplan.

Wenn Sie nicht zur Risikogruppe gehören, wird ebenfalls empfohlen, sich nach den Kriterien von welleat zu ernähren, denn diese garantieren einen kontrollierten Insulinspiegel. Ärzte und Heilpraktiker empfehlen, mindestens alle zwei Jahre eine komplette Blutuntersuchung zu machen.

Folgen der Nahrungsumstellung

Wenn Sie Ihre Nahrung von den gängigen Ernährungsregeln mit vielen Kohlenhydraten, weniger Eiweiß und ganz wenig Fett umstellen auf die Nahrung nach dem welleat-Konzept, das ein hormonelles Gleichgewicht zur Folge hat, müssen Sie vorübergehend eventuell mit einigen Übergangserscheinungen rechnen, die unter Umständen nicht ganz angenehm sind.

Entgiftungserscheinungen

Je mehr der Körper vor der Nahrungsumstellung mit Giften in Form von Kaffee, Alkohol, Medikamenten, Junkfood oder Rauchen bombardiert wurde, desto spürbarer wird die Umstellung sein. Auch wer großem Stress ausgesetzt war, wenig getrunken oder sich wenig bewegt hat, wird die Auswirkungen merken. Denn wenn einem vergifteten Körper das Gift entzogen wird, reagiert er erst einmal irritiert: Folgen nicht mehr so viele Gifte, fängt er an, seine in jeder Zelle eingelagerten Gifte zu lösen und in den Blutkreislauf zu befördern. Das kann, je nach Vergiftungsgrad, wochenlang dauern und zu Problemen führen wie: Kopfschmerzen, Magenreizungen, depressiven Verstimmungen, Gliederschmerzen, Grippegefühl und einer Wut über die Umstellung, denn vorher ging es einem eigentlich besser. Es handelt sich um eine Art Erstverschlimmerung.

Nur Mut!

Diese Symptome gehen weg und wären sowieso im Laufe der Vergiftung gekommen, manche waren vielleicht sogar schon da. Im Falle dieser Beschwerden können Sie sich bei einem Arzt, Heilpraktiker oder Homöopathen zur Beschleunigung der Ausleitung Hilfe holen. Und vor allem: Trinken, Trinken, Trinken. Wasser natürlich. Und vergessen Sie Bewegung nicht. Die Entgiftungserscheinungen müssen nicht spürbar sein, sie können auch nur ein paar Tage andauern. Natürlich ersetzt die Ernährung im Akutfall keinen Arzt, und ich bitte Sie, auch einen aufzusuchen, sollten die Beschwerden stark sein oder länger andauern. Generell gilt: Vor der Ernährungsumstellung zum Arzt gehen bei diagnostizierten Krankheiten und regelmäßiger Medikamenteneinnahme.

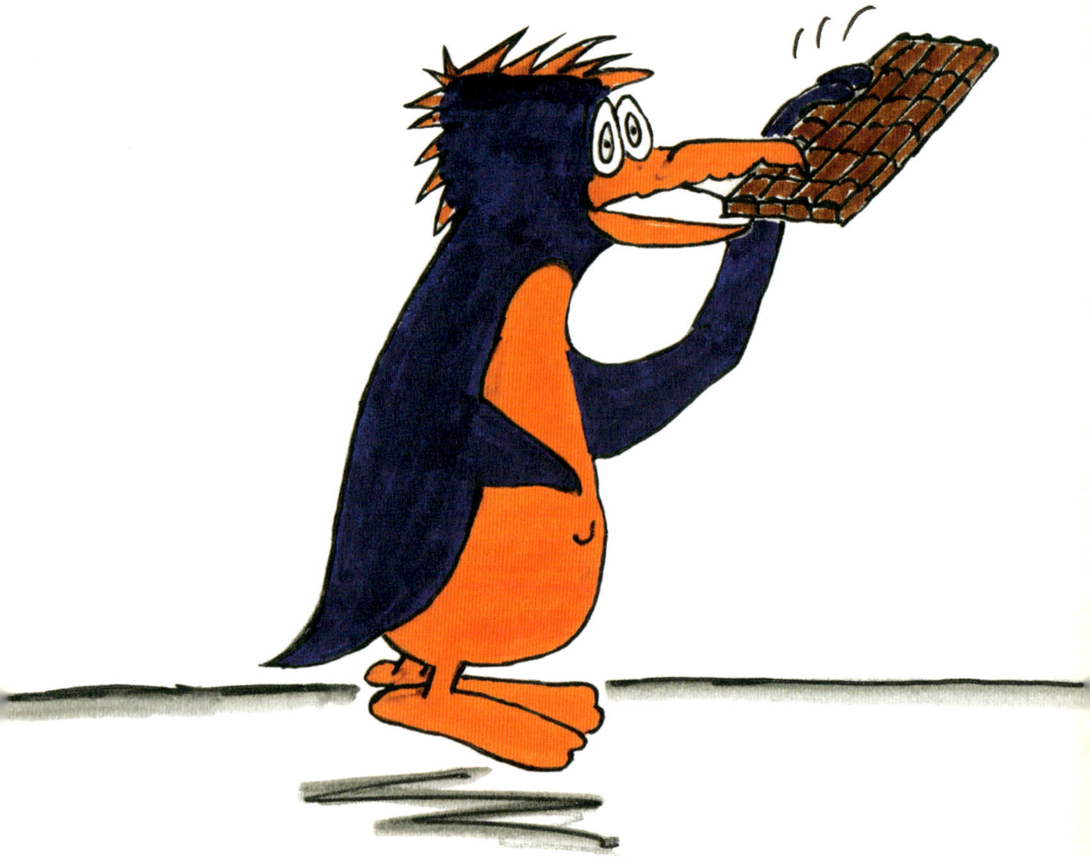

Eine Lösung für jedes Problem

Die alten Ernährungsgewohnheiten sind vielen zu lieb, als dass sie sich ganz davon trennen möchten. Welche Lösungen es gibt, wenn Sie auf Ihre Nudelration nicht verzichten können, Eiweiß nicht bei jeder Mahlzeit zur Verfügung haben oder Sie sogar bei Ihrer alten Ernährungsweise bleiben möchten.

Eiweißverzehr bei jeder Mahlzeit

Aufgrund der vielen positiven Patientenreaktionen möchte ich Ihnen Folgendes nicht vorenthalten, betreffend Eiweißlingen und Eiweißpulver: Zwar ist es für die Patienten einleuchtend, zu jeder Mahlzeit Eiweiß zu verzehren, und sie berichten auch über deutlich positive Veränderungen, aber trotzdem ...

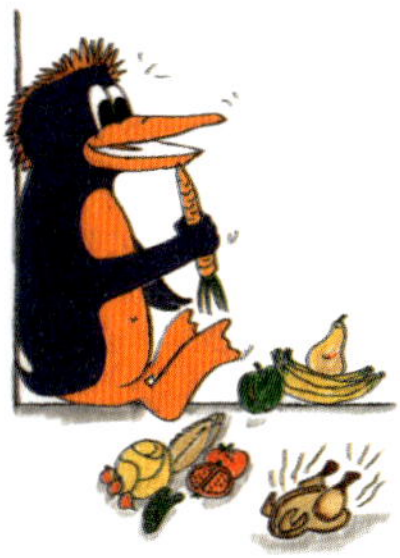

Frühstück

Beispiel Obst: Es ist nicht jedermanns Sache, schon morgens gutes Eiweiß zu sich zu nehmen, also Putenbrust, Fisch oder auch Quark. Viele Patienten möchten morgens gerne nur Obst essen. Was dafür spricht, ist, dass Obst wertvolle Vitamine, Ballaststoffe und für das Gehirn guten Zucker liefert, da es zu den guten Kohlenhydratlieferanten zählt. Was dagegen spricht, ist, dass Obstverzehr Insulin ausschüttet ohne den Gegenspieler Glukagon und dadurch der Blutzuckerspiegel aus seinem Gleichgewicht gebracht wird.

Beispiel Müsli: Auch hier haben viele Patienten gesagt, sie möchten nicht ohne ihr geliebtes Müsli aus dem Haus. Das müssen sie auch nicht. Obwohl hier auch zum Blutzuckergleichgewicht Eiweiß fehlt. Milch ist kein direkter Eiweißlieferant, denn sie besteht zu 50 Prozent aus Kohlenhydraten – und ist als neutral anzusehen.

Die Lösung des Problems

Bei allen hat sich am besten bewährt, dass sie mit dem Müsli oder dem Obst Eiweiß kombinieren, in Form von Eiweißlingen (wichtig ist es, ein Produkt zu haben, das 99-prozentig ausgenutzt werden kann) oder Eiweißpulver aus Soja oder Reis (Nachteil: bitterer Geschmack, da ohne Süßstoff). Es sei nochmal erwähnt, dass es sich bei beiden Produkten um reine Naturerzeugnisse handelt und nicht um Medikamente. Es ist reines Eiweiß, gewonnen einmal aus Hülsenfrüchten, einmal aus Soja oder Reis. Sie zählen zu den Nahrungsergänzungsmitteln. Bezugsadresse im Anhang.

Eiweißprodukte richtig einsetzen

Nehmen Sie vor oder gleichzeitig zu Ihrer Kohlenhydratmahlzeit (Obst, Müsli) drei Eiweißlinge mit etwas Wasser ein. Oder mischen Sie sich einen Eiweißdrink mit 11 Gramm Pulver mit Wasser oder geben Sie es direkt ins Essen, z. B. unter das Müsli rühren. Beinhaltet Ihr Frühstück etwas Eiweiß, z. B. Quark, nehmen Sie nur zwei Eiweißlinge oder 8 Gramm Pulver. Bitte verwenden Sie bei den Eiweißpulvern auch nur reine Produkte, denen keine Süßstoffe zugefügt wurden (siehe Kapitel »Süßstoffe«, Seite 100).

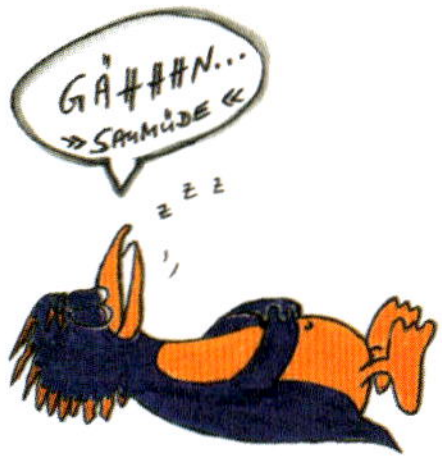

Was passiert bei einem reinen Kohlenhydratfrühstück?

Wenn Sie ein reines Kohlenhydratfrühstück in Form von Müsli zu sich nehmen, geschieht Folgendes: Der Körper wird blitzartig überschwemmt von einer großen Zuckerflut, schüttet unverhältnismäßig viel Insulin aus, was den Blutzucker immens senkt. Die Folgen, die Sie nach etwa 1 bis 3 Stunden spüren werden, sind große Müdigkeit, Konzentrationsschwäche, Heißhunger auf Süßes oder einfach großer Hunger. Bei Obst passiert im Prinzip dasselbe, nur nicht ganz so rasch, da Fruchtzucker langsamer ins Blut gelangt und

Kurz gefasst: Eiweiß muss sein

Sie können alles essen, solange Sie wissen, welche Nahrungsmittel zu den Kohlenhydraten und welche zu den Eiweißen zählen. Kombinieren Sie diese, hat das zur Folge, dass Ihr Blutzuckerspiegel konstant gehalten wird, mit allen positiven Folgen.

Sie fühlen sich:

- satt
- wach
- konzentriert
- motiviert
- zu Höchstleistungen fähig
- einfach körperlich und geistig auf Ihrem besten Niveau.

Das sind die Folgen, die Sie direkt zu spüren bekommen. Die langfristigen Auswirkungen sind, ein unbeschwerteres, von weniger Pein geplagtes Leben zu führen und sich wohler zu fühlen. Sie haben es in der Hand. Sie können selbst entscheiden.

daher die Insulinausschüttung nicht ganz so groß ist. Trotzdem bewirkt auch der Verzehr von Obst einen Blutzuckerabfall, der zu oben genannten Erscheinungen führt.

Was passiert, wenn Sie Eiweiß dazu kombinieren?

Die negativen Folgen des Kohlenhydratfrühstücks entfallen, denn durch den Verzehr von Eiweiß wird das Hormon Glukagon gebildet, der Gegenspieler von Insulin: Dadurch wird der Blutzuckerspiegel konstant gehalten. Dann werden sie nicht müde, können sich konzentrieren und erliegen nicht irgendeinem unkontrollierten Heißhungerflash, indem Sie zu den nächstliegenden Süßigkeiten greifen, die dasselbe Spiel wieder von vorne beginnen lassen: Zucker rein, Insulin hoch, Blutzucker runter, Hunger ... Sie kennen das ja jetzt schon. Sie sind ja mittlerweile selbst schon Profi.

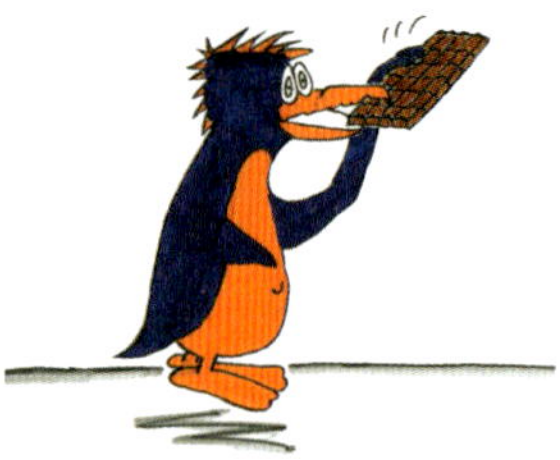

Süße Verführung

Überall und zu jeder Zeit lauert sie, die süße Verführung: ob beim Bäcker, im Supermarkt oder an der Tankstelle. Überall liegen die nett verpackten, bunten Schachteln, Riegel oder Tüten herum und locken oder quälen uns mit ihrem Anblick. Süßes essen kann ein Genuss sein – oder auch eine Qual.

Die Süßigkeitenfalle

- Sie haben ein schlechtes Gewissen.
- Sie wollten gar nichts mehr essen und sind sauer und enttäuscht, weil Sie es doch wieder getan haben.
- Dabei haben Sie sich doch gestern fest versprochen, heute keine Süßigkeiten zu essen.
- Sie werden immer dicker.
- Sie sind müde, können sich nicht konzentrieren.
- Sie sind lustlos oder aggressiv.
- Sie fühlen sich körperlich und geistig einfach nicht in Topform.

Lohnenswert: 3 bis 4 Tage ohne Süßes

1. Sie werden von Ihren Bedürfnissen nicht mehr so ferngesteuert sein.
2. Sie können freier entscheiden, was und wann Sie essen, da Ihr Unterzucker nicht mehr der Chef ist, sondern Sie.
3. Sie fühlen sich körperlich und geistig leichter, beweglicher, wacher, konzentrierter.
4. Viele Alltagsdinge gehen Ihnen leichter von der Hand.
5. Sie haben zu den Hauptmahlzeiten angenehmen Hunger und fühlen sich nicht schon von der nachmittäglichen Schokolade »total voll«.
6. Der Gang auf die Waage fängt an, Spaß zu machen – das motiviert, weiterzumachen.

Erst der Genuss ...

Wer kennt das nicht: die ruhige Befriedigung nach einer Tafel Schokolade?! Frauen sind von dieser Serotoninsucht öfter befallen als Männer, denn sie brauchen eine höhere Dosis Serotonin, damit sie die beruhigende, befriedigende, euphorisierende Wirkung verspüren. Mittlerweile wissen Sie, was passiert, wenn man kräftig in die Süßigkeitenkiste gegriffen hat. Zugegeben, das glücklich machende Serotonin schießt ein, aber auch das Insulin mit allen seinen negativen Folgen. Und nach 2 bis 3 Stunden ist der Blutzucker im Keller, und was macht das Gehirn? Es schreit nach Zucker!

... dann die Qual

Und damit kann Süßes zur Qual werden, denn Sie werden quasi gezwungen, wieder etwas Süßes zu essen, damit das Gehirn weiterarbeitet – die Falle hat zugeschlagen.

Die Kohlenhydratfalle

Was ist passiert? Sie befinden sich in der Kohlenhydratfalle – und das ist eine Qual, denn wie das Wort schon sagt, ist es eine Falle, und in einer Falle zu sitzen macht unfrei und lähmt uns. Was kann man dagegen tun? Wenn Sie sich in dem Zustand der Kohlenhydratfalle befinden, d. h., wenn Sie seit langer Zeit jeden oder zumindest fast jeden Tag Süßes essen, dann heißt das für Sie erst einmal: Fangen Sie an, Wasser zu trinken, bewegen Sie sich, und ernähren Sie sich nach den Kriterien von welleat, denn dort ist eine Insulinkontrolle gewährleistet, die von entscheidender Wichtigkeit ist, um von der Zuckersucht loszukommen! Sie werden merken, dass der Heißhunger schon bald nachlässt.

Zucker bringt uns überhaupt keine Vorteile – außer direkt beim Verzehr. Also nur für eine ganz kurze Zeit!

Süßes dosieren wie Gift

Es können noch viel mehr Dinge mit Ihnen geschehen. Probieren Sie es aus! Es soll hier nicht heißen: Nie mehr Süßes essen! Wenn Sie sich nicht mehr »in der Falle« befinden oder sich vielleicht noch nie darin befunden haben, dann heißt das für die Zukunft: Dosieren Sie Süßes wie Gift. Leider konnte ich auch nach jahrelangen

► Empfehlenswerte Süßigkeiten

1. Bitterschokolade mit einem Kakaogehalt von mindestens 70 Prozent. Sie enthält weniger Zucker, macht aber trotzdem glücklich, da der Kakao im Körper eine Serotoninausschüttung bewirkt.
2. Gummibärchen aus dem Bioladen. Diese enthalten weniger Zucker als herkömmliche aus dem Supermarkt.
3. Bei Kuchen immer daran denken, dass es auch hier wichtig ist, auf die Kombination von Eiweiß und Kohlenhydraten zu achten. Also ist Käsekuchen z. B. besser als Hefezopf. Den Kuchen am besten immer selbst backen, dann können Sie Reissirup (mit diesen guten Kohlenhydraten, der keinen Insulinanstieg bewirkt, können Sie sehr gut süßen) und Vollkornmehl verwenden.
4. Idealer Nachtisch: Mischen Sie fettarmen Quark, fettarmen Frischkäse und Himbeeren mit etwas Reissirup. Das ist eine köstliche, ausgeglichene Kombination von Eiweiß (in Quark und Frischkäse), Kohlenhydraten (in den Himbeeren) und Fett (im Frischkäse).

Recherchen nichts finden, was dafür spricht, regelmäßig weißen Zucker zu essen. Es ist nur für den Moment gut, also für den Moment der Hormonausschüttung. Die lässt schnell nach – und dann haben wir einen niedrigen Blutzucker mit allen negativen Folgen. Das einzige Süßungsmittel, das ich gefunden habe, das keine Auswirkung auf den Insulinspiegel hat, ist Reissirup, der im Bioladen erhältlich ist. Er schmeckt toll und süßt.

Nur die 20 Prozent der Menschen, die von ihren Genen geküsst wurden, merken nicht so viel von den Folgen regelmäßigen Süßverzehrs, sie reagieren nicht mit einem hohen Insulinausschlag. Bei den übrigen 80 Prozent gibt es nichts schönzureden: Zucker schadet uns körperlich und geistig – und er kann uns krank machen.

Der Genuss soll nicht zu kurz kommen

Da unser Leben genussvoll bleiben soll, auch wenn man sich gut ernährt, ist es anzuraten, darauf zu schauen, welche Süßigkeiten wir zu uns nehmen. Es gibt solche, die uns mehr schaden, und solche, die uns nicht so schaden. Das liegt am unterschiedlichen Zucker-

Weißer, raffinierter Zucker macht dick, müde und krank und übersäuert uns. Er senkt den Blutzucker, macht hungrig und ist zudem ein Mineralienräuber, denn er benötigt Mineralien, um im Körper verstoffwechselt zu werden – Mineralien, die ihm vorher bei der Raffinierung entzogen wurden.

Kurz gefasst: Die süße Verführung

Sie können alles in Maßen essen – die Mischung macht's. Beachten Sie auch bei Süßem, dass Sie Kohlenhydrate mit Eiweiß ausgleichen. Und noch etwas: Achten Sie einmal darauf, wie es sich anfühlt, nichts Süßes zu essen, und vergleichen Sie Ihre körperliche und geistige Verfassung damit, wenn Sie wieder Süßes zu sich nehmen. Vielleicht geht es Ihnen dann so, wie vielen meiner Patienten, dass Sie ein Leben ohne Süßes nicht mehr missen wollen, denn vielleicht fühlt sich dieser neue, ungeahnte Zustand bei Ihnen auch wesentlich besser an. Probieren Sie es aus. Man könnte sich direkt daran gewöhnen, dass es einem gut geht. Genauso kann man sich aber auch damit abfinden, dass es einem schlecht geht, weil man einfach nicht weiß, woran das liegt – und wie man es besser machen kann.

und Fettgehalt. Auch beim Verzehr von Süßem ist auf die Kombination von Eiweiß und Kohlenhydraten zu achten. Bei Süßem handelt es sich immer um Kohlenhydrate, daher sollte wegen des Zuckers immer ein Eiweiß dazu kombiniert werden, um nicht aus dem hormonellen Gleichgewicht zu kommen. Da es sich nicht anbietet, zu Bitterschokolade Putenbrust oder ein kleines Schnitzel zu essen, bleiben uns Quark, Hüttenkäse oder ein bis zwei Eiweißlinge. Oder wenn Sie kein Eiweiß zur Hand haben, können Sie sich mit der nächsten Mahlzeit wieder in Ihr Gleichgewicht bringen. Denn Sie wissen ja: Sie können sich bei einer Mahlzeit aus und bei der nächsten wieder in Ihr Gleichgewicht bringen.

Wenn Sie auch hier Ihr Wissen von der klugen Kombination von Eiweißen und Kohlenhydraten einsetzen, dann bringt Sie der Genuss von etwas Süßem nicht aus dem Gleichgewicht. Auch bei Süßem gilt: Die Dosis macht das Gift. Genießen Sie kleine Mengen und das nicht jeden Tag. Und wenn Sie Süßes essen, dann vergessen Sie den Eiweißling nicht. Wenn Sie eingeladen sind und es Kuchen gibt: Keine Angst und vor allem kein schlechtes Gewissen, denn ein Körper, der regelmäßig ausgeglichen ernährt wird, steckt auch eine Kuchenorgie weg. Bei der nächsten Mahlzeit können Sie sich dann wieder in Ihr Gleichgewicht bringen. Ein schlechtes Gewissen macht dick – gezielter Genuss hingegen glücklich. Genießen Sie deshalb lieber, denn Genuss generiert Glückshormone. Ein schlechtes Gewissen macht uns Stress, generiert Stresshormone, und die machen uns dick.

Bloß kein schlechtes Gewissen, denn das ruft die Stresshormone hervor. Und die machen dick, Glückshormone dagegen machen schlank.

Zur Erinnerung

Wie Sie im Laufe dieses Buches gesehen haben, ist es für Ihre Gesundheit, Ihr Wohlbefinden, Ihre Figur und für Ihre Schmerzfreiheit wichtig, mehr gute als schlechte Eicosanoide zu bilden. Die zwei Faktoren, die dafür nötig sind, um mehr gute Eicos zu bilden, sind der Verzehr von guten Fetten und ein konstanter Blutzuckerspiegel.

Wenn Sie trotz allem weiteressen wollen wie bisher

Wenn Sie nach dem Lesen dieses Buches zu dem Entschluss kommen, dass momentan nicht die Zeit ist, Ihre Ernährung umzustellen, oder wenn Sie denken: »Wie bring ich das bloß meinem Mann oder den Kindern bei?«, dann gibt es für Sie eine andere Lösung: Einen ersten Schritt, den Sie machen können, ohne Ihre Gewohnheiten umstellen zu müssen.

Sie können mit dem ersten Schritt beginnen, der zwar noch nicht die bestmögliche Lösung für Sie darstellt, aber auch schon viel bewirkt auf Ihrem Weg dahin: Nehmen Sie als Nahrungsergänzungsmittel die beiden Faktoren ein, die dafür mitverantwortlich sind, dass der Körper gute Eicosanoide bildet: 1. Für die guten Fette nehmen Sie Omega-3-Fettsäuren in Form von Fischöl ein. 2. Für einen konstanten Blutzuckerspiegel kombinieren Sie mit Ihren Mahlzeiten ein bis drei Eiweißlinge.

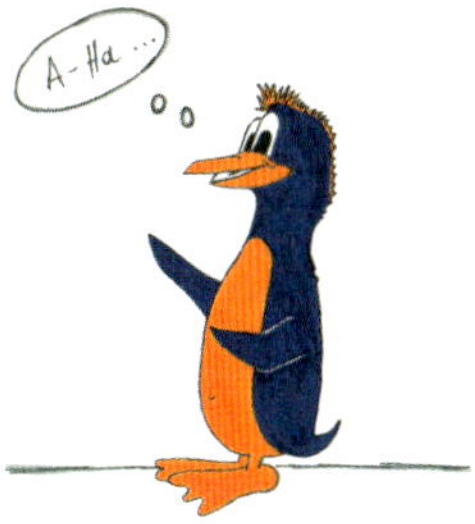

Durch die Einnahme der beiden Nahrungsergänzungsmittel, etwas mehr Bewegung und ausreichendes Trinken wird Ihr Körper bei seinen Stoffwechselvorgängen unterstützt.

So ist gewährleistet, dass Sie genug gute Fette und einen konstanteren Blutzucker haben, um gute Eicos bilden zu können. Wenn es mal einen Schweinebraten mit Knödel gibt, was ja per se nichts Schlechtes ist, dann ist es von großem Vorteil, Eiweißlinge dazuzunehmen, denn wie Sie gelesen haben, verhindert das Fett im Braten die Aufnahme des Eiweißes. Sie haben mit den Eiweißlingen ausreichend Eiweiß zur Verfügung und kommen nicht aus Ihrem Gleichgewicht, denn der Blutzucker bleibt konstant. Genauso verhält es sich auch, wenn Sie ein reines Kohlenhydratessen verzehren, auch dann ist es für Sie empfehlenswert, mit Eiweiß auszugleichen. Besonders gut haben sich die Eiweißlinge auch bei Vegetariern bewährt, denn Vegetarier müssen sehr auf den Ausgleich mit Eiweiß achten. Die Eiweißlinge werden aus Hülsenfrüchten gewonnen und sind daher auch bei Vegetariern sehr beliebt. Wichtig ist bei den Eiweißlingen, dass sie eine 99-prozentige Ausnutzung haben. Bei einer niedrigeren Konzentration müssten Sie etwa zwölf Kapseln nehmen, um die nötige Menge an Eiweiß zu bekommen. Bei einer 99-prozentigen Ausnutzung reichen drei Kapseln. Ihr Körper, insbesondere Ihr Stoffwechsel, werden es Ihnen danken.

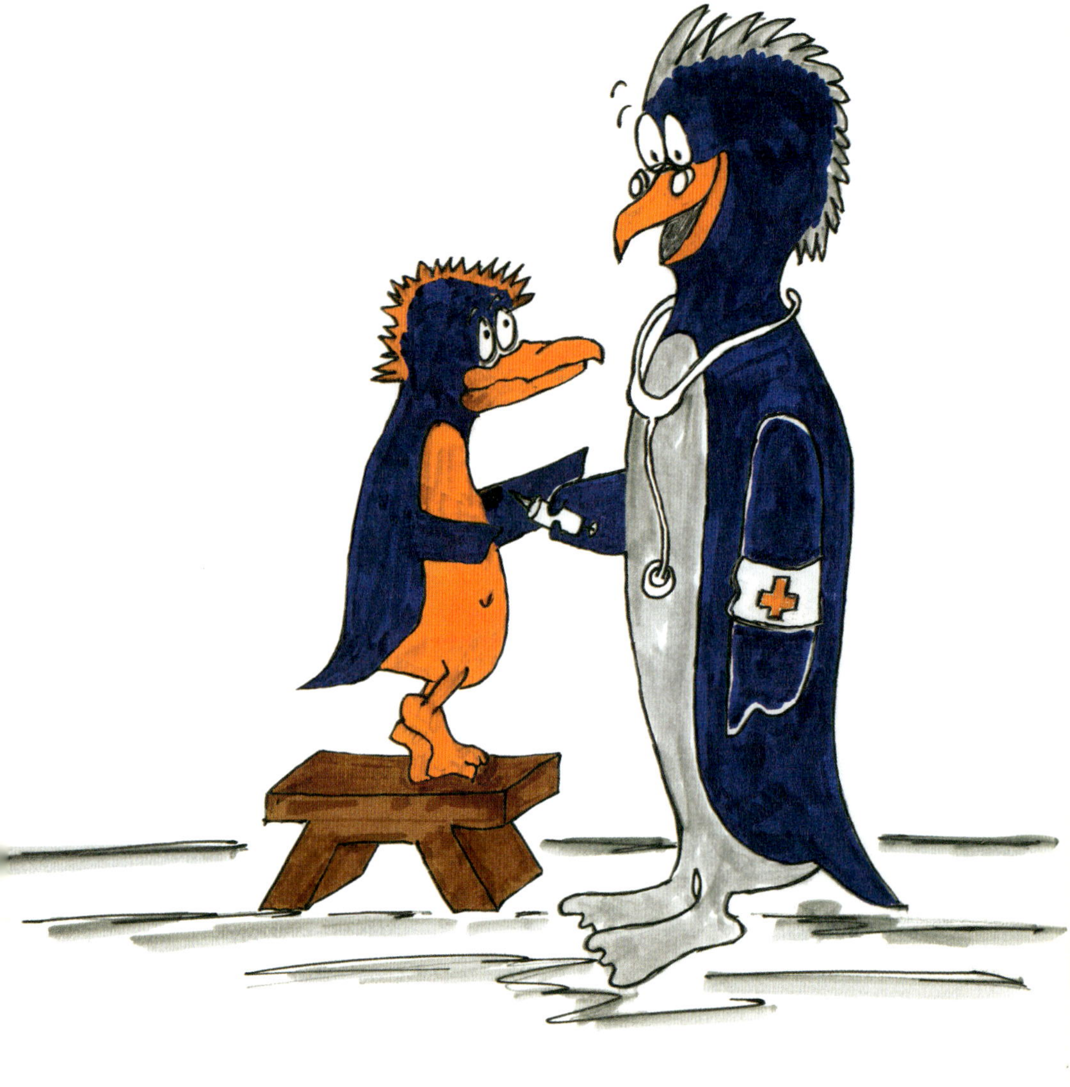

Hormone & Laborwerte verstehen

Nicht nur durch die Nahrung, auch durch Bewegung, Gedanken, Taten und Gefühle können wir unsere Hormone beeinflussen. Welche Hormone uns schlank, glücklich, sexy und gesund machen und was uns die Blutwerte beim Arzt sagen.

Weitere Hormone

Im Kapitel »Was die Nahrung mit uns macht« (ab Seite 16) haben Sie bereits erfahren, wie die Hormone Insulin und Glukagon und die Eicosanoide wirken und warum ihr Gleichgewicht für unser Wohlergehen so eine große Rolle spielt. Doch es gibt noch eine Reihe weiterer Hormone, die Sie durch Ihr Verhalten aktiv beeinflussen können – damit Sie glücklich, gesund, sexy und schlank werden.

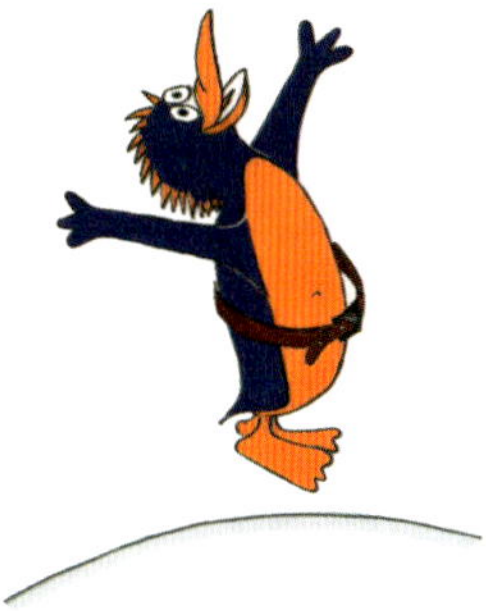

Serotonin

Serotonin ist ein Hormon, das uns satt macht und glücklich. Es ist ein Glücksbotenstoff, der sich in den Nervenzellen des Gehirns befindet. Haben wir genug davon, sind wir satt und zufrieden. Mangelt es uns an Serotonin, sind wir müde, gereizt, antriebslos, lustlos oder gar depressiv. Der Körper bildet Serotonin aus der Aminosäure Tryptophan. Tryptophan wird mithilfe von Insulin von den anderen Aminosäuren aus dem Eiweiß getrennt und kann so ins Gehirn kommen. Die anderen Aminosäuren wandern beispielsweise in die Muskeln. Befindet sich das Tryptophan dann im Gehirn, wird daraus das Serotonin gebildet.

Wann bildet der Körper Serotonin?

1. Beim Joggen oder bei Bewegung an der frischen Luft und im Sonnenlicht, zumindest im Tageslicht – auch sinnvoll, um keine Winterdepression aufkommen zu lassen.
2. Beim Verzehr von fettarmen Eiweißlieferanten und Obst, denn das Eiweiß besteht aus Aminosäuren, und Obst produziert Insulin, das gebraucht wird, um das Tryptophan aus dem Aminosäurenverbund herauszulösen.
3. Beim Sex: Serotonin spielt eine wichtige Rolle für das Lustgefühl, indem es bestimmte Neven stimuliert.
4. Beim Essen von Schokolade: ein paar Minuten Serotonin in den Nervenzellen – eine Ewigkeit als Speck auf den Hüften.

Endorphine

Endorphine sind morphiumähnliche Substanzen, die unser Körper selbst bildet – daher auch der Name. Sie durchfluten den Körper mit Glück und beseitigen Schmerzen. Sie sind unsere körpereigenen Drogen, die in Extremsituationen vom Körper ausgeschüttet werden. Dann brauchen wir nämlich die positive Wirkung dieser Gute-Laune-Botenstoffe der Nerven: Sie schärfen die Wahrnehmung, beruhigen und sind angstlösend, versetzen uns in eine wohlige Stimmung bis hin zur Ekstase. Außerdem stärken sie die Abwehrkräfte.

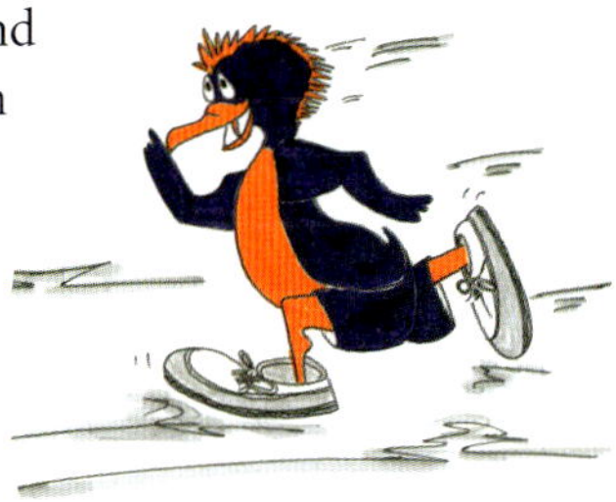

► Wann bildet der Körper Endorphine?

1. Beim Joggen: Es gibt sogar einen Endorphinrausch durchs Joggen, den so genannten »Runners High«. Wer mehrmals die Woche für mindestens 30 Minuten joggt oder walkt, wird durch ein Gefühl von Unbeschwertheit und Leichtigkeit belohnt. Dann wird man von einer Flut von Endorphinen überschüttet. Sind Sie erst mal auf dieser »Droge«, bekommen Sie Entzugserscheinungen, wenn Sie mal nicht zum Joggen kommen, z. B. durch Krankheit oder anderes.
   Bei Menschen mit folgenden Beschwerden ist Joggen oder Bewegung deshalb ein absolutes Muss, denn sie haben einen Endorphinmangel: chronische Müdigkeit, Angstzustände, Panikattacken.
2. Beim Verzehr von Obst und Gemüse – diese Lebensmittel produzieren auch Endorphine, vor allem Paprika, mit dem Scharfstoff Capsaicin.
3. Beim Verzehr von Eiweißlieferanten (aber bitte fettarme), denn auch Endorphine bestehen aus Aminosäuren.
4. Bei erfülltem Sex: Endorphine sorgen für einen rauschähnlichen Zustand und verringern das Schmerzempfinden.
5. Auch der Verzehr von Schokolade hat eine Endorphinausschüttung zur Folge, doch die Pfunde bleiben.

Somatotropin

Dieses Hormon ist das Wachstumshormon unseres Körpers. Es repariert unsere Zellen und macht uns jung. Es ist das Hormon, das in Arztpraxen am häufigsten verabreicht wird, die Königin unter allen Hormonen. So viele Funktionen hat kein anderes Hormon. Somatotropin ist der Jungbrunnen unter den Hormonen. Wer viel davon hat, profitiert: Er ist schlank und sieht gut aus und hat Lust –

Multitalent Somatotropin

Was Somatotropin alles kann

- Somatotropin reguliert sowohl das Wachstum als auch die Regeneration aller Zellen.
- Es fördert den Einbau von Eiweißen in die Zellen.
- Es stimuliert die Zellen für das Abwehrsystem.
- Es verbrennt Fett und macht schlank: Es ist die stärkste fettverbrennende Substanz im Körper.
- Es macht glatte Haut, denn es verbessert durch den Einbau von Eiweiß in der mittleren Hautschicht die Gewebefestigkeit.
- Es ist das beste und effektivste Dopingmittel, baut super Muskeln: Es vermehrt die Anzahl der Muskelzellen.
- Es repariert Knochen und Organe.
- Es macht schlau, denn es ist in der Lage, die Eiweißsynthese im Gehirn zu stimulieren.
- Es verjüngt uns.

Wann stellt der Körper Somatotropin her?

1. Essen Sie fettarme Eiweißlieferanten, denn dadurch stellen Sie dem Körper Aminosäuren zur Verfügung, die er für den Bau des Hormons benötigt.
2. Machen Sie leichtes Krafttraining mit höchstens einer Minute Pause zwischen den einzelnen Übungseinheiten; in dieser Pause wird im Körper jeweils das Wachstumshormon ausgeschüttet.
3. Joggen, walken oder laufen Sie.

am Leben und am Sex. Wer wenig davon hat, neigt dazu, dick zu werden, oder ist es schon, hat Falten und keine Lust. Ab dem 30. Lebensjahr lässt die Produktion nach – ab dem 60. haben wir kaum mehr eine. Da muss man nachhelfen, denn sonst fühlt man sich alt.

Das Wachstumshormon hat nachts seine stärkste Wirkung. Je nachdem, wie sein Spiegel ist, altern wir oder verjüngen. Wenn wir nachts schlafen, hat das Hormon die Aufgabe, uns zu reparieren und zu regenerieren. Die Voraussetzung, dass das Hormon vermehrt ausgeschüttet wird und seiner Arbeit nachgehen kann, ist, dass der Insulinspiegel nicht hoch ist. Das heißt, wenn Sie abends viele schlechte Kohlenhydrate zu sich nehmen und der Insulinspiegel hochschnellt, kann das Wachstumshormon nicht in voller Menge ausgeschüttet werden und dadurch auch nicht volle Arbeit leisten. Wir werden nicht repariert und nicht regeneriert. Wir werden langsam spürbar und sichtbar alt.

Wählen Sie Ihr Abendessen so, dass Sie fettarme Eiweißquellen mit Kohlenhydraten kombinieren, dann kann das Wachstumshormon volle Arbeit leisten: Wir fühlen uns morgens jung und sehen auch so aus.

Dopamin

Das Hormon ist ein Botenstoff im Nervensystem, der für seelische und körperliche Aktivität sorgt – es ist der Schlüssel für ein glückliches und bewegtes Leben. Doch es ist mit Vorsicht zu betrachten, denn wenn wir zu wenig Dopamin haben, schadet uns das sehr, es macht sogar krank (Parkinson). Aber auch ein Zuviel hat verheerende Folgen: Normalerweise registrieren wir nur 10 Prozent von dem, was in unserer Umwelt passiert; bei einer Überproduktion von Dopamin kommt es zu so genannten Wahrnehmungsgenies, die über 20 Prozent dessen, was passiert, mitbekommen. Nicht immer muss es zum Zusammenbruch kommen. Aber es kann – je nach Dopaminkonzentration, also Intensität der verschiedenen Stimulanzien – starke psychische Reaktionen auslösen. Die Überreizung des Nervensystems kann schließlich dazu führen, dass Seele und Geist des Betroffenen krank werden. Das Hormon wird vermehrt ausgeschüttet bei Drogenkonsum, bei Sex oder Verliebtheit.

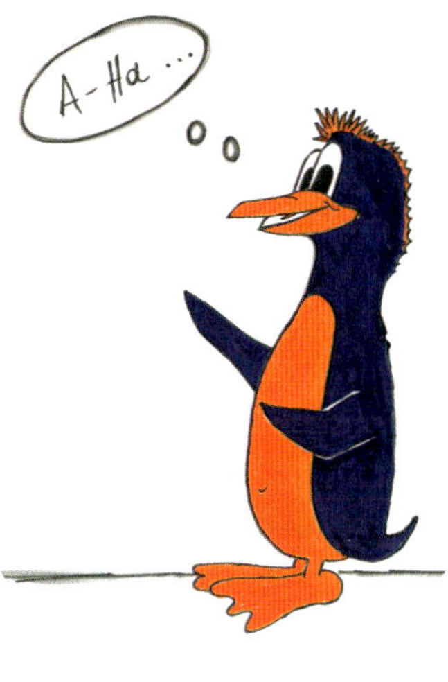

Dopamin wird aus den Aminosäuren Phenylalanin und Tyrosin hergestellt, die über die Nahrung in den Körper gelangen, denn er kann diese beiden Aminosäuren selbst nicht herstellen. Sie sind in allen Eiweißen enthalten, am meisten in der Sojabohne.

Dopamin – Antriebsmotor im Körper

Dopamin wird gebraucht für

- die Steigerung der körperlichen Motivation,
- gesteigerten Antrieb,
- Gelassenheit,
- die Wahrnehmungsfähigkeit,
- das Immunsystem,
- die Durchblutung innerer Organe, wie die Niere,
- kraftvolle und harmonische Bewegungen.

Wann entsteht Dopamin in verträglicher Dosierung?

- Beim Verzehr von Eiweiß,
- bei Bewegung,
- wenn man zufrieden ist mit sich und der Umwelt,
- in schönen Momenten im Leben,
- wenn man ausreichend Zeit für sich hat,
- bei genussvollem Sex.

Schilddrüsenhormone

Unser Stoffwechsel ist entscheidend davon abhängig, wie gut die Schilddrüse arbeitet, d. h., welche Mengen an Schilddrüsenhormonen sie herstellt. Neben einigen anderen sind zwei Hormone für den harmonischen Stoffwechsel wichtig: Thyroxin (genannt T4) und Trijodthyronin (genannt T3). Sie steuern zahlreiche Stoffwechselvorgänge im Körper, wie Wachstum, Knochenbildung und Entwicklung des Gehirns. Außerdem sorgen T3 und T4 für das reibungslose Funktionieren von Herz, Kreislauf und Muskulatur.

Die beiden Hormone werden aus Jod und der Aminosäure Tyrosin hergestellt. Wenn Sie genügend gutes Eiweiß verzehren, haben Sie genug Tyrosin und können Ihren Stoffwechsel steigern.

Welche Jodmengen sind empfehlenswert?

Die wissenschaftlichen Meinungen gehen sehr stark auseinander. Die einen sagen, man muss unbedingt Jod als Nahrungsergänzung zuführen, die anderen sagen, man solle kein Jod zuführen, denn wir unterlägen schon seit vielen Jahren einer Zwangsjodierung. Seit festgestellt wurde, dass unsere Böden nicht mehr genug Jod besitzen, wird in sehr viele Lebensmittel Jod hineingemischt. Die Ergänzung mit Jod soll einer Kropfbildung vorbeugen, obwohl dies wissenschaftlich nicht belegt ist. Beweise gibt es allerdings dafür, dass wir bei Überjodierung unter folgenden Beschwerden leiden können: u. a. Herzrhythmusstörungen, Depressionen und Angina pectoris und Morbus Basedow.

Wenn Sie unsicher sind, wie viel Jod in Ihrem Blut enthalten ist, dann lassen Sie doch Ihren Jodwert beim Arzt messen. Das aktive Schilddrüsenhormon T3 sollte einen Wert von 2,6 bis 6,2 Nanogramm pro Deziliter aufweisen.

In welchen Lebensmitteln ist Jod enthalten?

Da handelsübliches Salz jodiert wird, ist es in den Lebensmitteln enthalten, die gesalzen werden: Wurst, Käse oder Backwaren. Auch in Milch und Milchprodukten ist Jod vorhanden, denn die Tiere werden zusätzlich mit Jod gefüttert. Fisch enthält ebenfalls einen relativ hohen Anteil an Jod.

Testosteron

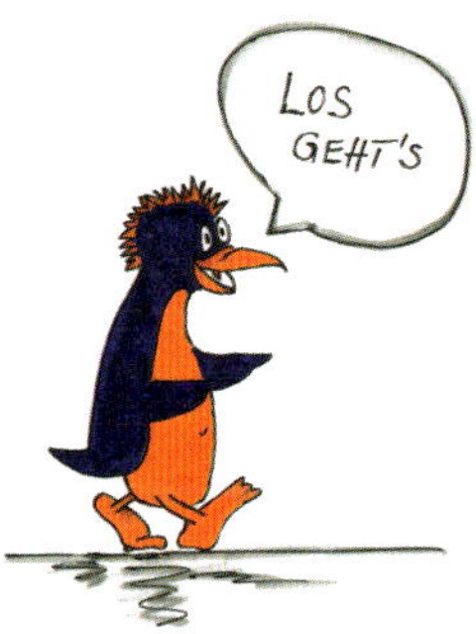

Testosteron ist das wichtigste männliche Sexualhormon (Androgen) und wird bei Männern im Hoden produziert. Auch Frauen brauchen dieses männliche Sexualhormon, allerdings in geringerem Maß als Männer. Es macht selbstsicher, angriffslustig, kreativ, aktiv, lebenslustig – sprich, es feuert den inneren Motor an. Bei Frauen wird es in den Eierstöcken und der Nebenniere gebildet. Es aktiviert bei beiden Geschlechtern die Libido, senkt den Cholesterinspiegel und steigert den Eiweißaufbau. Daher ist es auch verantwortlich für den Muskelaufbau. Ist die Testosteronproduktion im Gleichgewicht, haben wir eine gute Figur, wenig Fett und kein Übergewicht. Zu wenig Testosteron macht müde, lustlos und depressiv. Zu viel Testosteron macht hingegen aggressiv. Eine Messung des Testosteronspiegels bei

Wovon hängt der Testosterongehalt ab?

- Testosteron wird durch Gedanken und Gefühle gebildet, wenn sie sich um Erfolg, Macht, Glück und genussvollen Sex drehen. Diese starken Gefühle oder Gedanken haben eine Testosteronausschüttung zur Folge.
- Sex bis ins hohe Alter lässt Ihren Testosteronspiegel ansteigen. Und: Sex lässt ihn erst gar nicht so stark abfallen, wie das naturgemäß ab 40 der Fall ist.
- Verzehren Sie gutes Eiweiß wie Austern, diese enthalten viel Zink. Zink, Vitamin B6 und Eiweiß werden benötigt für die Produktion von Testosteron.
- Nehmen Sie ab, verlieren Sie Fett, dann erhöht sich auch die Produktion von Testosteron, denn die Fettzelle ist in der Lage, das Testosteron unschädlich zu machen beziehungsweise in Östrogen umzuwandeln. Das sieht man dann am Brustansatz bei Männern – sie verweiblichen. Denn: Wer viel Fett mit sich herumträgt, hat wenig Testosteron.
- Bewegen Sie sich! Beim Joggen oder Laufen erhöhen Sie Ihren Testosteronspiegel um 50 Prozent.
- Machen Sie leichtes Krafttraining mit Pausen, in der Pause wird Testosteron ausgeschüttet.
- Der Testosteronspiegel sinkt bei Stress, Drogenkonsum, Magersucht, bei der Einnahme der »Pille«, in der Postmenopause, bei persönlichen Niederlagen, bei schweren Erkrankungen und bei täglichem Sojaverzehr, denn Soja hat phytoöstrogene Wirkung. Der Testosteronspiegel sollte immer gemessen werden bei Impotenz, bei Entwicklungsstörungen und bei Krebs.

jugendlichen Straftätern hat z. B. ergeben, dass diejenigen, die wegen Gewalttaten oder kriminellen Handlungen im Gefängnis saßen, einen erhöhten Testosteronspiegel aufwiesen. Frauen mit zu viel Testosteron leiden an einer Vermännlichung.

Östrogen

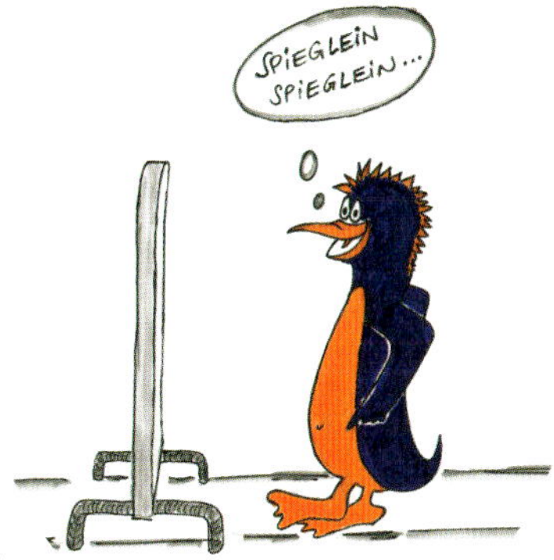

Östrogen ist das Hormon der Frauen. Es schenkt uns glatte Haut und die Fähigkeit, Kindern das Leben zu schenken – außerdem auch unsere Rundungen, die dann manchmal lieblos als Problemzonen beschimpft werden. Aber was wären Frauen ohne ihre fraulichen Kurven? Zu viel Östrogen jedoch macht dick – und krank. Das Östrogen wird nicht nur in den Eierstöcken gebildet, sondern auch im Fettgewebe. D. h. je mehr Fettgewebe, desto mehr Östrogen, desto dicker ...

Was Östrogen sonst noch kann

- Es senkt den Cholesterinspiegel,
- verhindert Wasseransammlungen,
- senkt den Blutdruck,
- unterstützt das Herz,
- stimuliert Calciumeinbau in die Knochen,
- beugt Depressionen vor,
- senkt den Appetit.

Östrogen in der Balance

Verhindern Sie, dass Ihr Östrogenspiegel zu sehr steigt. Das ist dann gewährleistet, wenn Sie auf Ihr Gewicht achten, also kein Übergewicht haben. Bewegen Sie sich viel, und trinken Sie genug Wasser. Schützen Sie sich aber auch vor zu wenig Östrogen – in der Menopause. Nutzen Sie die Wirkung der Pflanzenhormone, die in folgenden Produkten stecken: Leinsamen, Sonnenblumenkerne, Kichererbsen, Roggen, Walnüssen. Und vor allem in Soja. Ob in der

Bohne oder als Getränk, Joghurt oder Sprosse. Bauen Sie jeden Tag davon etwas in Ihren Speiseplan ein. Freunden Sie sich mit Ihren Polstern an – denn die gehören schließlich (zu) Ihnen. Manchen Polstern, wenn sie einmal da sind, ist auch nicht mit Hungern oder Sport beizukommen. Ein kleiner Rest bleibt meistens bestehen. Dem Trend, das Fett abzusaugen, sollten Sie nicht folgen. Stehen Sie zu Ihrer Weiblichkeit und freunden Sie sich mit ihr an, bevor Sie sich den Rest Ihres Lebens über Ihre Oberschenkel oder Ihren Po ärgern, denn die Wahrscheinlichkeit ist groß, dass Sie den Rest Ihres Lebens miteinander verbringen werden – dann doch lieber in Freundschaft miteinander als in einem nicht zu gewinnenden Kampf, von Ihrer Seite aus gesehen.

Für die Bildung von DHEA ist Chrom wichtig. Vollkornprodukte, Hefeflocken und Brokkoli sind beispielsweise chromhaltige Lebensmittel.

DHEA – Dehydroepiandrosteron

DHEA ist ein so genanntes Prohormon, eine Vorläufersubstanz. Aus ihr baut der Körper Testosteron und Östrogen. Es wird in der Nebenniere gebildet und hat auch eigene hormonelle Wirkungen. Die Menge, die der Körper herstellt, hängt entscheidend vom Alter ab: Mit 25 Jahren haben wir unsere Produktionsspitze, mit 50 nur noch die Hälfte davon. Deshalb wird es das Hormon der Jugend genannt. Vor unkontrollierter Einnahme als Nahrungsergänzungsmittel wird gewarnt, denn die Risiken sind noch nicht erforscht – und auch hier gilt: Was wirkt, hat Nebenwirkungen. Wer mit ausreichend DHEA im Körper ausgestattet ist, ist satt, schlank und glücklich. Zu wenig DHEA kann folgende Krankheiten begünstigen: Diabetes, Tumorentstehung, Depression oder Gedächtnisstörungen.

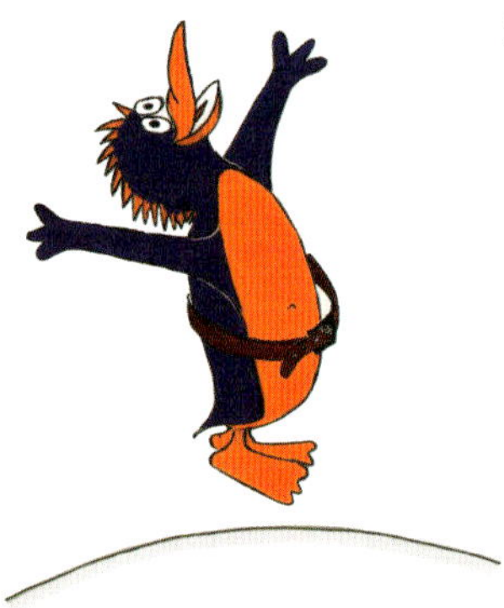

Wann wird DHEA produziert?

- Beim Joggen und bei Bewegung.
- Beim Sex.
- Beim Verzehr von chromhaltigen Lebensmitteln.

Wichtige Laborwerte

Wenn Sie gesundheitliche Probleme haben, egal, in welcher Form, ob Bluthochdruck, chronische Schmerzen oder Übergewicht, ist es anzuraten, neben den sonst normalen Blutwerten folgende Werte mitbestimmen zu lassen. Besprechen Sie das bitte mit Ihrem Arzt.

1. Homocystein
2. Triglyceride
3. Gesamteiweiß
4. Vitamin-B-Komplex.

Die nun folgenden Hinweise zu Blutuntersuchungen, Fragebögen für die Erstellung von möglichen Diagnosen und Therapievorschläge habe ich für Homocystein und Triglyceride aus dem Buch »Die sieben Revolutionen der Medizin« von Uwe Karstätt (Heilpraktiker). Die Aussagen über Gesamteiweiß und Vitamin B stammen aus »Die Diät« von Dr. Ulrich Strunz. Ich halte deren Aussagen für sehr fundiert und wichtig und habe jahrelang gute Erfahrungen gemacht, bei mir selbst wie auch bei meinen Patienten. Alle hier folgenden Hinweise ersetzen keine ärztlichen Behandlungsmethoden oder Medikamente.

Selbst wenn Sie keine Beschwerden haben, ist es anzuraten, jedes Jahr eine Blutuntersuchung zu machen, um jede Veränderung möglichst sofort angehen zu können.

Homocystein

Homocystein ist eine Aminosäure, die als zuverlässiger Indikator für eine ganze Reihe von Krankheiten gilt, die unsere zivilisierte Gesellschaft in Gestalt von modernen Seuchen heimsucht. Dazu zählen alle Herz-Kreislauf-Erkrankungen (Arteriosklerose, Hypertonie, Schlaganfall, Herzinfarkt), chronische Schmerzen, Arthritis, Migräne, Verdauungsprobleme, Erektionsstörungen, Depression, Diabetes, Krebs und Alzheimer (Demenz).

Erhöhte Werte

Der Homocysteinwert ist erhöht ab einem Wert von mehr als 8 Mikromol pro Liter Blut. Obwohl der Zusammenhang von hohem Homocysteinwert und den oben genannten Krankheiten gesichert ist, wird dieser immer noch zu wenig untersucht. Noch immer herrscht in vielen Arztpraxen der Irrglaube, dass der Cholesterinwert der wichtigere und aussagekräftigere sei, was leider nicht stimmt, denn bei jahrelangen, mehrfachen Untersuchungen kam heraus, dass Schlaganfall- und Herzinfarktpatienten zu 50 Prozent keinen erhöhten Cholesterinspiegel aufwiesen, aber zu 100 Prozent einen hohen Homocysteinwert (Hcy-Wert).

Die Behandlung ist sehr einfach, denn bei Homocystein handelt es sich um eine für den Körper giftige Substanz, die aufgrund des Fehlens von Vitamin B6, B12 und Folsäure nicht gespalten werden kann. Ist das Homocystein jedoch einmal gespalten, ist es für unseren Körper von großem Nutzen, denn das eine Spaltprodukt ist ein starker Entgifter und ein Antioxidans, das andere wirkt gegen Depression, Arthritis und schützt die Leber.

Viele Leiden – von Herz-Kreislauf-Erkrankungen bis zu Diabetes und Arthritis – müssten nicht sein, wenn jeder seinen Hcy-Wert kennen würde und ihn bei zu hohen Werten behandeln würde.

Behandlung mit »Synervit«

Die Behandlung eines zu hohen Hcy-Werts ist einfach, denn es wurde speziell dafür eine Kapsel entwickelt, die in der richtigen Kombination von Vitamin B6, B12 und Folsäure den Homocysteinwert zuverlässig senkt. Dieses Produkt heißt »Synervit« und ist in dieser

Wie steht es um Ihr Homocystein?

- Sind Sie über 40?
- Schwanger?
- Trinken Sie regelmäßig Alkohol?
- Trinken Sie viel Alkohol?
- Rauchen Sie?
- Sind Sie oft aggressiv oder ärgerlich?
- Unterdrücken Sie Frustration?
- Trinken Sie viel Kaffee, schwarzen Tee, Cola?
- Sind Sie Vegetarier?
- Essen Sie viel rotes Fleisch?
- Essen Sie viel Kochsalz?
- Haben Sie wenig Bewegung?
- Haben Sie eine diagnostizierte Erkrankung (Bluthochdruck, Diabetes oder andere)?

Kombination der drei Vitamine das einzige Präparat auf dem deutschen Markt. In Österreich ist es nicht erhältlich, wie mir ein Patient mitteilte. Die Kombination des Produktes besteht aus 1 Milligramm Folsäure, 100 Milligramm Vitamin B6 und 1 Milligramm Vitamin B12. Andere auf dem internationalen Markt angebotene Produkte mit anderen Mengen der drei Vitamine können leider paradoxe Wirkung haben, d. h. sie können den Homocysteinwert erhöhen, schreibt der Heilpraktiker Uwe Karstätt. Natürlich ist es mit einer Einnahme der Kapseln allein nicht getan, denn die Lebensumstände, unter denen der Wert zu hoch ist, muss man genau anschauen und verändern.

Je mehr Sie von den Fragen im Kasten auf Seite 150 unten mit Ja beantworten können, desto wahrscheinlicher ist es, dass Ihr Hcy-Wert erhöht ist. Es lohnt sich, ihn messen zu lassen, denn die Höhe spielt eine wichtige Rolle, um danach adäquat handeln zu können. Bitten Sie Ihren Arzt, Ihren Homocysteinwert zu messen, und wenn dieser höher als 8 Mikromol pro Liter Blut ist, handeln Sie.

Triglyceride

Triglyceride sind Neutralfette, die einerseits von außen durch die Nahrung durch tierisches Fett zugeführt und andererseits im Körper selbst aus Alkohol und Kohlenhydraten, wie Obst, Zucker, Weißmehl, synthetisiert werden. Die Aufgabe der Triglyceride ist Energiebereitstellung. Da Fett sich schlecht in Flüssigkeiten wie Wasser löst, müssen die Triglyceride sich im Blut an Transportmit-

Erhöhte Triglyceride – erhöhtes Risiko

Menschen mit erhöhten Werten sind gefährdet für folgende Krankheiten:

- Herzinfarkt,
- Schlaganfall,
- Diabetes Typ 2 durch Hyperinsulismus und Insulinresistenz,
- Arteriosklerose.

tel binden, damit sie weiterbefördert werden. Sie binden sich an Lipoproteine (Cholesterin HDL und LDL). Von einer Triglyceriderhöhung spricht man ab einem Wert von über 150 Milligramm pro Deziliter Blut. Die Ursachen für erhöhte Werte können sein: übermäßige Zufuhr tierischer Fette, Alkoholkonsum, Rauchen, familiäre und soziale Faktoren oder Fettstoffwechselstörungen.

Ernährungs- und Verhaltensempfehlungen

Bei einem erhöhten Triglyceridwert wird dringend angeraten, folgende Lebensmittel zu meiden, bis der Wert wieder in seinem Normbereich ist: Alkohol, tierische Fette (kaum), Zucker, Weißmehl, Süßstoffe, Obst (außer Beeren), Tomaten, Tomatensoße, Ketchup, Obstsäfte, Sonnenblumenöl, Maiskeimöl, Distelöl.

Verzichten Sie im Falle erhöhter Triglyceridwerte auf die oben genannten Lebens- und Genussmittel bis zu einer erneuten Blutuntersuchung nach 4 bis 6 Wochen und nehmen Sie Fischöl plus Vitamin E und C. Bewegen Sie sich täglich mindestens eine halbe Stunde, z. B. stramm gehen, Nordic Walking oder Joggen. Essen Sie viele Sojaprodukte (dies gilt wegen der hormonellen Wirkung für Frauen, nicht für Männer). Und vor allem ernähren Sie sich ballaststoffreich mit Vollkornprodukten und Beeren.

Gesamteiweiß

Wie bereits beschrieben, ist Eiweiß nach Wasser der Hauptbestandteil unseres Körpers (siehe Seite 50). Die Voraussetzung dafür, dass alle Stoffwechselabläufe im Körper reibungslos funktionieren, ist, dass genug Enzyme, Hormone, Vitamine gebildet werden, die allesamt aus Eiweißen bestehen. Daher brauchen wir ausreichend Eiweiß aus der Nahrung. Genauer gesagt heißt das, wir müssen nicht nur ausreichend Eiweiß aus der Nahrung bekommen, wir müssen es auch aufspalten können. Ob dies gewährleistet ist, kann im Blut nachgemessen werden. Eine ausreichende Eiweißversorgung mit allen positiven Begleiterscheinungen, wie z. B. ein optimal funktionierender Stoffwechsel, ist gewährleistet bei einem Wert von 8 Gramm pro Deziliter Blut. Bei jedem Wert, der darunterliegt, kann der Körper nicht genügend Wachstumshormone bilden, das Immunsystem wird schwach. Erst ab einem Wert von 8 Gramm pro Deziliter Blut kommen Sie so richtig in Fahrt, sind schlank, leistungsstark, potent und gesund.

Vitamin-B-Komplex

Die Gruppe der B-Vitamine ist hauptverantwortlich dafür, ob wir Eiweiß aus der Nahrung aufspalten können oder nicht. Die B-Vitamine sind am Proteinstoffwechsel beteiligt, indem sie die Eiweißbausteine in die Muskeln einbauen. Haben wir zu wenig dieser wertvollen Vitamine, können wir so viel Eiweiß essen, wie wir wollen – wir können es nicht verwerten.

Vergessen wird oft, dass Folsäure auch zu den B-Vitaminen gehört. Folsäuremangel führt zu Blutarmut, kann zu Frühgeburten in der Schwangerschaft führen und vor allem: Ein Mangel an Folsäure erhöht den Homocysteinwert und erhöht das Risiko für Herz-Kreislauf-Erkrankungen um ein Vielfaches. Die Werte der einzelnen B-Vitamine werden hier nicht aufgezählt. Die hat Ihr Arzt auf seinem Blutuntersuchungszettel.

Die hier genannten Empfehlungen sollten Sie mit Ihrem Arzt oder Heilpraktiker besprechen und gegebenenfalls gemeinsam mit ihm/ihr eine geeignete Therapie erarbeiten.

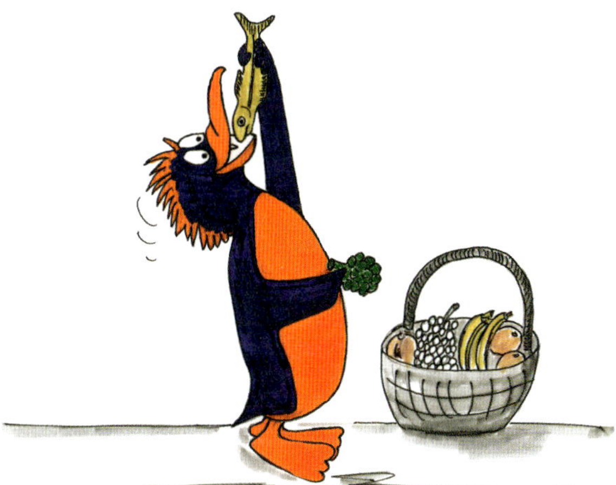

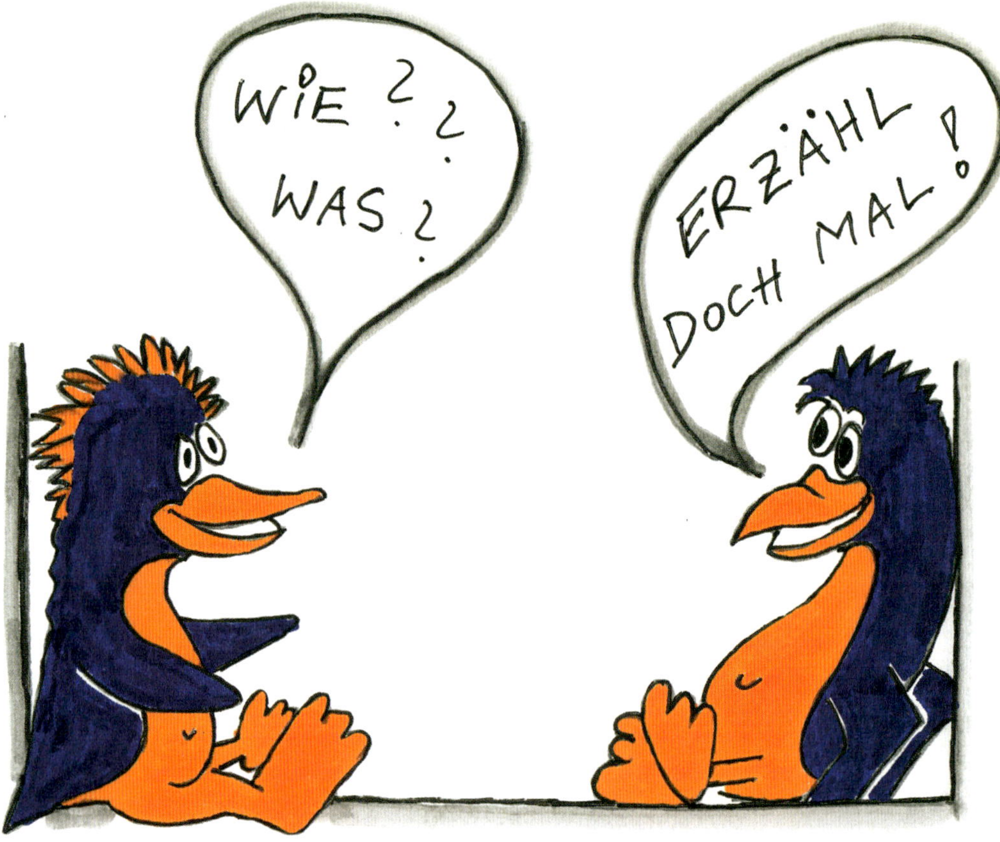
WIE ??
WAS ?
ERZÄHL DOCH MAL!

Patienten-geschichten

Geschichten aus der Praxis – von Leidensgenossen, die alle positiv von einer Ernährung im hormonellen Gleichgewicht überrascht sind: welleat, der Weg, um sich fit, gesund und leistungsstark zu fühlen.

Geschichten aus der Praxis

Im Folgenden möchte ich Ihnen über einige besonders aufschlussreiche Geschichten meiner Patienten berichten. Ich habe mir die Genehmigung meiner Patienten zur Veröffentlichung ihrer Leidensgeschichten eingeholt und sie auch gebeten, ein Feedback zu schreiben.

Erster Patient: ein Mann, 32 Jahre

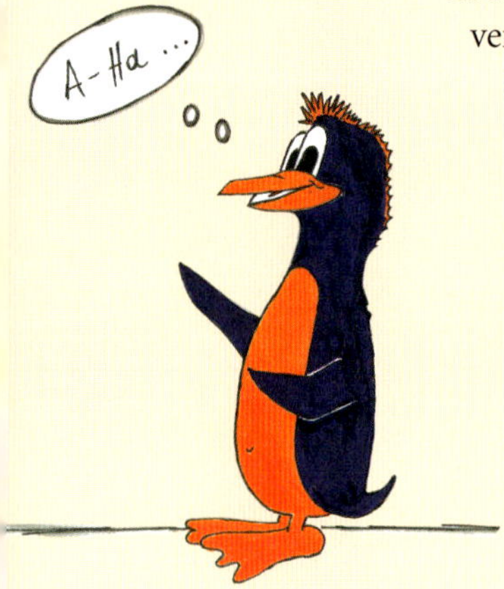

Er kam zu mir in die Praxis wegen Knieproblemen und Nackenverspannungen mit Kopfschmerzen, die seit 3 Monaten bestanden. Er war schon bei vielen Ärzten und hatte schon einige Untersuchungen über sich ergehen lassen. Ich nahm einen ausführlichen physiotherapeutischen Befund auf und fragte ihn auch nach seinen Essgewohnheiten. Er berichtete, er esse jeden Morgen einen Johannisbeer-Streusel-Taler, und das seit Jahren. Mittags gebe es dann Pommes mit Wurst und abends Wurstbrote. Nach eingehender Beratung und Information über die Ernährung im hormonellen Gleichgewicht verließ er die Praxis. Ich habe ihn darüber aufgeklärt, dass seine Knieprobleme von dem hohen Gewicht kommen und die Verspannungen ein Mangel an Nährstoffen und Sauerstoff seien.

Wie es weiterging

Nach 5 Tagen rief er mich an – die Kopfschmerzen waren weg. Hier hatten wir es mit einem Paradebeispiel zu tun, denn durch die jahrelange Dauerüberlastung der Bauchspeicheldrüse durch ein Zuckerfrühstück sank die Toleranz für Insulin, sprich, er hatte eine Insulinresistenz entwickelt, was die Bauchspeicheldrüse veranlasst hatte, noch mehr Insulin zu produzieren. Das führt auf Dauer zu Kopfschmerzen oder anderen Gesundheitsstörungen.

Nach weiteren 2 Wochen, als wir uns wieder sahen, war er beschwerdefrei und erzählte mir folgende unglaubliche Geschichte: Er hatte seinem Neurologen von der Ernährungsumstellung und von der Tatsache berichtet, dass seine Verspannungen und Kopfschmerzen seither verschwunden waren. Die Antwort des Neurologen war erstaunlich: »Das kann nicht sein, denn schließlich sind Verspannungen die Ursache von Kopfschmerzen und nicht die Ernährung.« Da war ich wirklich erstaunt. Was sind Verspannungen? Meiner Meinung und Erfahrung nach sind sie die Folge von nicht ausreichend mit Sauerstoff, Nährstoff oder Wasser versorgten Muskelzellen, die dadurch nicht 100 Prozent arbeiten können. Wird die Mangelernährung beseitigt, verschwinden in der Regel auch die Muskelverspannungen. Manchmal muss noch mit Haltungstipps und Muskelaufbauübungen nachgeholfen werden.

Feedback nach 7 Wochen

»Aufgrund von Problemen mit meinem Knie, Nacken und Kopfschmerzen habe ich von meinem Arzt die Empfehlung erhalten, mich bei Frau Sautter einer physiotherapeutischen Behandlung zu unterziehen. Schon bei der Patientenaufnahme war ich von dem großen Wissensdurst der Therapeutin überrascht, später dann nicht mehr, als ich von der ganzheitlichen Betreuungsphilosophie der Physiotherapie in Kombination mit Ernährung hörte. Aufgrund meiner Knieprobleme wurde mir empfohlen, mein Gewicht zu reduzieren, denn ich war in meiner körperlichen Bewegungsfreiheit stark eingeschränkt. In einer Beratungsstunde wurden meine Essgewohnheiten erfragt und ein Plan für mich erstellt. Selbst meine Kopfschmerzen konnten hier erklärt werden. Nachdem ich morgens meinen Johannisbeer-Streusel-Taler wegließ, stellte sich schon nach Tagen die erste Besserung ein. Schließlich ging es mir bei der weiteren Umsetzung des Plans immer besser. Aufgrund des reduzierten Gewichts, 9 Kilo in 6 Wochen, konnte ich mich besser bewegen und hatte beim Laufen kaum noch Probleme. Ich habe meinen Körperfettanteil in dieser Zeit von 24 auf 21 Prozent reduziert. Mein Hauptaugenmerk habe ich auf die Eiweißzufuhr über Hähnchen und Fisch gelegt, und das rote Fleisch habe ich 4 Wochen ganz weggelassen. Nun gibt es ab und zu wieder ein Stück Wurst, aber nicht so viel wie vorher. Die Kohlenhydrate werden reduziert, und dreimal in der Woche steht Fisch auf dem Speiseplan und zweimal Hähnchen. Und täglich trinke ich 2,5 Liter Wasser. Abschließend kann ich sagen, dass es mir mit dieser Ernährung

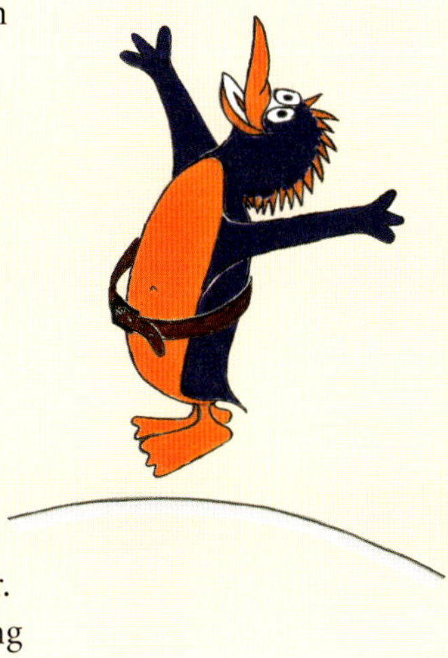

besser geht. Wenn ich mich in der nächsten Zeit nicht immer ganz konsequent an die Richtlinien halte, so werde ich jedoch die Grundzüge dieser Ernährung beibehalten. Danke.

Zweiter Patient: 25-jähriger Student

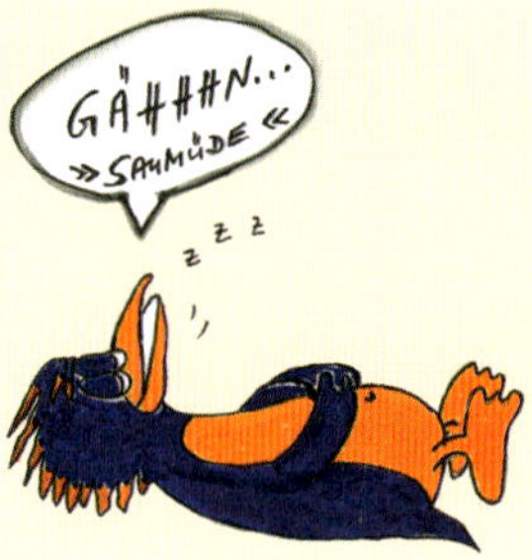

Er klagte über wechselnde Muskelzerrungen nach dem Sport in den Beinen und Müdigkeit ab 11 Uhr in der Uni. Der physiotherapeutische Befund für die Muskelzerrungen ergab sich aus der Befragung des Mannes nach seinen Essgewohnheiten. Denn Muskelzerrungen, die ohne Unfall entstehen, entwickeln sich genauso wie Verspannungen durch einen Mangel an Sauerstoff und Nährstoffen in den Zellen und einem Mangel des Reparaturhormons, das nachts ausgeschüttet werden soll. Seine Erklärung für die Müdigkeit war: »Ist ja klar, nach 2 Stunden Vorlesung, dass man da müde wird.« Ich musste ihm da widersprechen, denn mit 25 kann man sehr wohl 5 Stunden völlig wach in einer Vorlesung sitzen, vorausgesetzt, das Hirn hat genug Zucker, um zu arbeiten. Bei der Befragung seiner Essgewohnheiten hörte ich Folgendes: Zum Frühstück aß er zwischen 8 und 9 Uhr eine große Scheibe Weißbrot mit einem halben Glas Schokoaufstrich, mittags gab es dann irgendetwas von der Bude oder auch bis abends nichts, und abends landete dann alles Mögliche auf seinem Teller und vor allem: ganz viel.

Da war es wirklich nicht schwer, ihm seine Beschwerden zu erklären. Das könnten Sie jetzt auch, wenn Sie das Buch genau gelesen haben. Versuchen wir es zusammen. Also, was ist da los? Schokoaufstrich zum Frühstück – Insulin hoch –, nach 2 bis 3 Stunden Blutzuckerspiegel auf niedrigem Niveau – Müdigkeit. Damit ist das erste Mysterium geklärt.

Lösung: Frühstück nach den Kriterien von welleat

Natürlich kann der Student auch mal wieder Schokoaufstrich essen, wenn er es ohne nicht lebenswert findet. Zur Erholung der Bauchspeicheldrüse darf aber erst einmal gar kein Schokoaufstrich gegessen werden, und danach wesentlich weniger und vor allem nur in Kombination mit Eiweiß.

Was ist mit den Muskelzerrungen nach Sport? Auch nicht schwer zu erklären, oder? Durch die Riesenportionen die er abends verspeist, vor allem wenn es nach 19 oder 20 Uhr ist, verhindert er, dass über Nacht das Wachstumshormon zur Regeneration ausgeschüttet wird, da der Insulinspiegel zu hoch ist. Lösung: Tagsüber regelmäßig essen, d.h. ein vollständiges Mittagessen einnehmen, vielleicht noch einen Obst-Quark-Snack am Nachmittag und abends angemessene Portionen zu einer angemessenen Zeit. Dann können sich auch die Muskeln wieder vom Sport erholen.

Feedback nach 2 Monaten

»Hallo Frau Sautter, die Umstellung des Frühstücks fiel mir nicht schwer und hat auch erstaunliche Auswirkungen auf mein Befinden in der Uni gehabt – ich kann mich wesentlich besser konzentrieren und bin nicht mehr müde. Das finde ich echt gut, so ist es leichter zu lernen. Bei den Abendmahlzeiten tat ich mich am Anfang etwas schwer, weniger zu essen, aber nachdem das mit den Muskelschmerzen nicht besser wurde, habe ich mich auch dabei in etwa an Ihre Empfehlungen gehalten und habe angefangen, Fischöl zu nehmen. Jetzt ist es so, dass ich ganz normal trainieren kann und keinerlei Beschwerden mehr habe. Ich habe vor, die Ernährung in etwa so einzuhalten, und werde das Fischöl auf Dauer einnehmen, denn ich schaffe es nicht, dreimal die Woche Fisch zu essen. Danke, meine Lebensqualität hat sich unerwartet erhöht.«

Dritte Patientin: eine Frau, 55 Jahre

Sie kam zu mir wegen Rückenschmerzen und klagte während der Massage darüber, dass sie immer dicker würde und dauernd Heißhungeranfälle auf Süßes habe. Auch sie fragte ich nach ihren Ernährungsgewohnheiten und war erstaunt: morgens Obst mit Quark, dann ab 11 Uhr Süßigkeitenattacke, mittags meistens Huhn oder Fisch mit Gemüse oder Salat, nachmittags Süßigkeitenattacke abends etwas Brot mit Käse. Schau an, dachte ich, was ist denn da los, denn die Süßattacken sind vom Essen her gesehen unlogisch, denn das, was sie isst, ist ja geradezu perfekt. Ich fragte sie dann nach dem Trinken. »Also das ist so«, sagte sie, »da ich ja nicht zunehmen will, trinke ich morgens keinen Kaffee mehr, weil ich den nur mit Zucker mag, ich trinke ein Limonaden-Light-Getränk mit Koffein. So eines trinke ich dann auch noch nach dem Mittagessen anstatt Kaffee und weil's mir halt so gut schmeckt.«

Na, da hatten wir ja die Erklärung, wie es zu den Heißhungeranfällen kommt. Wie Sie in dem Kapitel »Süßstoffe« (ab Seite 100) gesehen haben, passiert Folgendes beim »Genuss« eines Light-Getränks: Die Geschmacksknospen im Mund registrieren »süß«. Es kommt aber nichts Süßes, trotzdem schüttet die Bauchspeicheldrüse Insulin aus. Das saust dann im Blut herum und sucht den Zucker, findet ihn nicht – und senkt den vorhandenen Blutzuckerspiegel ins Bodenlose. Folge: Hunger – Heißhunger, denn das Gehirn hat nichts mehr zu essen. Süßstoff ist ein Mastmittel und hat den Auftrag, Appetit anzuregen – also eine doppelte Falle. Der Blutzucker sinkt und das Satthormon wird ausgehebelt. Da hat man keine andere Chance, als Süßes zu essen und dick zu werden.

Lösung: Trinkverhalten ändern

Die Patientin kann weiter so essen wie bisher, hat aber verstanden, was die Light-Getränke anrichten, und wird diese in Zukunft meiden und lieber mal einen Kaffee trinken. Auch wenn sie diesen leicht süßt, hat das noch lange nicht so gravierende Auswirkungen auf den Blutzucker, vor allem wenn Eiweiß dazu kombiniert wird. Sie sehen, wenn man nur lange genug nachfragt, findet man schon heraus, woher die Probleme kommen.

Feedback nach 2 Wochen

»Liebe Frau Sautter, ich gebe es ungern zu, aber Sie haben Recht. Wenn ich das Light-Getränk weglasse, bleiben auch die Süßattacken weg. Trotzdem schaffe ich es nicht, auf mein Getränk ganz zu verzichten. Ich arbeite dran. Herzliche Grüße.«

Vierter Patient: ein Mann, 43 Jahre

Sein Problem war, dass er seit etwa einem Jahr starke Konzentrationsschwierigkeiten bis hin zu Benommenheitszuständen direkt nach dem Frühstück hatte. Das erschwerte ihm seine Arbeit ungeheuer. Diese Probleme legten sich erst wieder nach dem Mittagessen. Ansonsten hatte er keine Beschwerden. Er wurde uns zu einer energetisierenden Massage geschickt. Nach seinen Ernährungsgewohnheiten befragt, antwortete er: »Ich ernähre mich optimal und vor allem gesund. Morgens ein großes Schokomüsli, mittags Fleisch mit Gemüse oder Fisch und abends Brotzeit mit ein bis zwei Gläsern Rotwein.« Das Problem dabei ist aber: Schokomüsli zum Frühstück ist eine gewaltige Insulinschleuder, senkt den Blutzucker, was starke Konzentrationsschwierigkeiten zur Folge hat. Aber warum traten die Konzentrationsprobleme erst seit einem Jahr auf, was war vorher? »Müsli habe ich schon vorher gegessen«, war die Antwort. Was hatte er verändert? Nach längerem Fragen hatten wir dann die Lösung: Er hat vor fast 2 Jahren aufgehört, Sport zu machen, und hat einen stressigen, verantwortungsvollen Beruf. Was war passiert? Durch den Sport konnte der Körper die Rezeptoren an den Zielzellen für Insulin immer wieder regenerieren, und durch den Abbau der Stresshormone Cortisol und Adrenalin wurde das Insulin auf einem niedrigen Niveau gehalten. Nachdem er mit dem Sport aufgehört hatte, konnte der Körper noch ein Jahr die Insulinflut bewältigen, danach waren die Rezeptorzellen für Insulin erschöpft, und es kam zu einem rasanten, immensen Abfall des Blutzuckerspiegels direkt nach dem Essen. D. h., ein Frühstück, das in Kombination mit Sport vertragen wurde, beschert dem Mann heute große Probleme, da er keinen Sport mehr treibt. Da er zum Mittagessen genug Eiweiß zu sich nahm, ging es ihm nachmittags immer besser.

Lösung: Umstellung des Frühstücks und Sport

Dem Mann empfahl ich, das Müsli erst einmal wegzulassen, bis die Zellen sich erholt haben, und stattdessen ein Frühstück nach den Kriterien von welleat zu sich zu nehmen. Vor allem aber sollte der Mann wieder mehr Bewegung in seinen Alltag integrieren.

Feedback nach 5 Monaten

»Sehr geehrte Frau Sautter, erst mal danke für Ihre Beratung, und vorweg möchte ich gleich sagen, es geht mir wesentlich besser. Das Müsli habe ich weggelassen und esse stattdessen abwechselnd Eier oder Lachs und dazu Obst. Manchmal esse ich auch noch etwas magere Kalbswurst und dazu Vollkornbrot. Immer wenn ich das Gefühl habe, noch nicht genug Eiweiß zu haben, z. B. wenn ich ein Honigbrot esse, nehme ich einfach Ihre Eiweißlinge, und der Tag ist gerettet. Das Verblüffendste ist, dass ich einfach nicht mehr müde bin und meine Konzentration absolut zufriedenstellend ist. Das führe ich hauptsächlich auf die Einnahme von Fischöl zurück. Es ist sogar so, dass ich durch die Einnahme des Öls wesentlich mehr Stress aushalte und meine Nerven sich maßgeblich erholt haben. Das alles klingt wie ein Wunder und war so einfach. Was ich Ihnen nicht erzählt habe, ist, dass ich in meiner frühesten Kindheit an Magersucht litt und ich auch noch als Erwachsener immer den Kampf hatte, Gewicht zuzunehmen. Es waren immer 5 Kilo zu wenig, und deswegen habe ich mir eingeredet, ich müsse vor allem Fettes essen, weil ich ja zunehmen wollte. Das habe ich ja jetzt weggelassen und einerseits leider 2 Kilo abgenommen, aber andererseits habe ich gut Muskeln aufgebaut und fühle mich sehr stark und drahtig. Und wenn ich weiter jogge und Kraftsport mache, werde ich mich in ein paar Monaten bei 70 Kilo eingependelt haben, und damit kann ich gut leben, weil ich glaube, dass dies sowieso mein Idealgewicht ist. Und meiner Frau gefällt es auch, wenn der kleine Fettbauch weg ist und ein paar Muskeln mehr dran sind. Ich würde gerne noch einmal vorstellig werden, um meinen Körperfettanteil erneut zu messen. Ich bin mir sicher, der liegt jetzt bei 15 Prozent und nicht wie vorher bei 22 Prozent.«

Fünfte Patientin: eine Frau, 38 Jahre

Sie klagte über sehr häufige Rückenschmerzen im Brustwirbelbereich. Seit 8 Jahren litt sie unter Schmerzen auf der rechten Seite in der Lebergegend und oft unter einer totalen Benommenheit im Kopf, gepaart mit einem ständigen Kampf mit ihrem Gewicht. »Die Schmerzen sind mal da und mal nicht, und ich weiß absolut nicht, warum und was ich tun kann. Ich weiß nur, dass es auf jeden Fall vom Essen kommt, denn ich habe nach fast jedem Essen Schmerzen, oft sofort nach dem Essen, manchmal später. Ich habe schon fast alles ausprobiert und werde bald wahnsinnig: was das schon Geld gekostet hat an Untersuchungen, Kernspin, komplizierten

Untersuchungsmethoden. Und nie wurde etwas gefunden. Ich habe auch schon mit der Ernährung alles ausprobiert, habe auch schon mehrfach gefastet – hilft alles nichts, es wird nur immer schlimmer und kommt immer öfter.« Ihre Ernährungsgewohnheiten: »Ich bin sehr gesundheitsbewusst, vor allem esse ich kaum oder kein Eiweiß, denn ein guter Arzt hat mir gesagt, ich hätte eine Eiweißallergie oder zumindest eine Eiweißunverträglichkeit. Ich esse viel Vollkornbrot, Vollkornnudeln, Reis, Gemüse, vegetarische Aufstriche. Und manchmal, ich traue mich es gar nicht zu sagen, wenn es mir ganz schlecht geht, esse ich am liebsten ein halbes Hähnchen oder Leberkäs. Danach geht's mir immer besser, und ich denke, das liegt daran, dass im Leberkäs und im Hähnchen Antibiotika sind. Das brauchte ich dann wohl.« Dass es nicht an den Antibiotika liegt, war mir sofort klar, doch es ist manchmal erstaunlich, was sich die Patienten an Erklärungen zurechtlegen, denn Antibiotikum ist sehr selten in Hähnchen oder Leberkäs. Ich erklärte ihr erst einmal, woraus wir so gebaut sind, nämlich aus Eiweiß. Was mich aber neugierig machte, war die Tatsache, dass sie so massiv bei jedem Kohlenhydratessen mit Schmerzen reagierte. Warum hat sie so eine überschießende Reaktion des Insulins? Nach weiterer konkreter Befragung erzählte sie dann: »Ich hatte vor 12 Jahren einen schweren Unfall, bei dem ich fast ums Leben gekommen wäre.« Nun war es erklärbar, warum ihr Hormonsystem so derart aus der Bahn geraten war.

Die Lösung: mehr Eiweiß

Ich empfahl ihr das Buch »Traumaheilung« von Peter Levine und besprach mit ihr die Ernährungsumstellung. Sie war sehr skeptisch, denn plötzlich Eiweiß zu essen war für sie beängstigend, denn sie hatte ja schließlich eine Unverträglichkeit ...

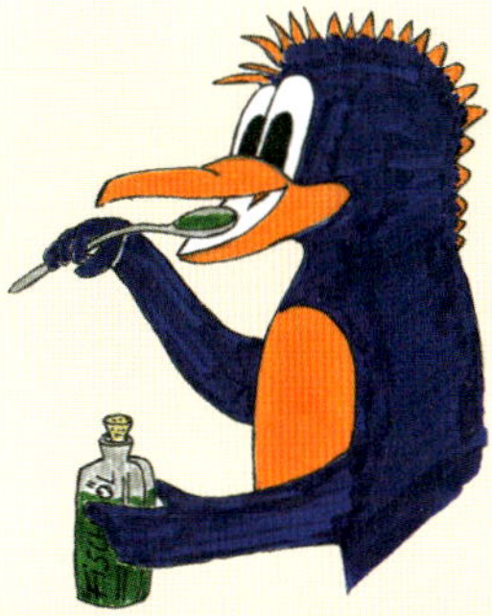

Feedback nach 6 Wochen

»Liebe Frau Sautter, ich kann mein Glück kaum fassen. Mein Leben hat sich total verändert. Ich habe es jetzt selbst in der Hand, wie es mir geht. Ich halte mich an die Ernährung und bin meistens schmerzfrei. Die Voraussetzung dafür ist, dass ich regelmäßig Sport treibe, ich jogge, und dass ich mich genau an die Ernährungsregeln halte. Die tägliche Einnahme des Fischöls bekommt mir sehr gut, ich fühle mich im Kopf angenehm klar. Ganz froh bin ich über die Eiweißlinge, denn ich esse so gerne Obst und weiß dann nicht, was ich dazuessen soll. Da sind die Eiweißlinge ideal. Wenn ich mich nicht an die Ernährungsvorschläge halte oder zu sehr in Stress gerate, bekomme ich wieder Schmerzen, aber nicht so stark, und ich weiß auch dann sofort, wie ich mich verhalten muss: mich bewegen und dann Quark mit Obst essen. Vor allem ist die Benommenheit total weg. Ich esse liebend gerne Rühreier (ohne Eigelb) zum Frühstück und habe eine Power wie nie zuvor. Ich kann es gar nicht fassen. Ich habe gar keine Eiweißallergie. Auch mein Durchfall ist weg, und meine Waage und ich haben fast Frieden geschlossen. Ich habe erst mal 2 Kilo abgenommen und halte jetzt mein Gewicht, mit dem ich sehr zufrieden bin, und muss nicht hungern. Toll.«

Sechster Patient: ein Mann, 44 Jahre

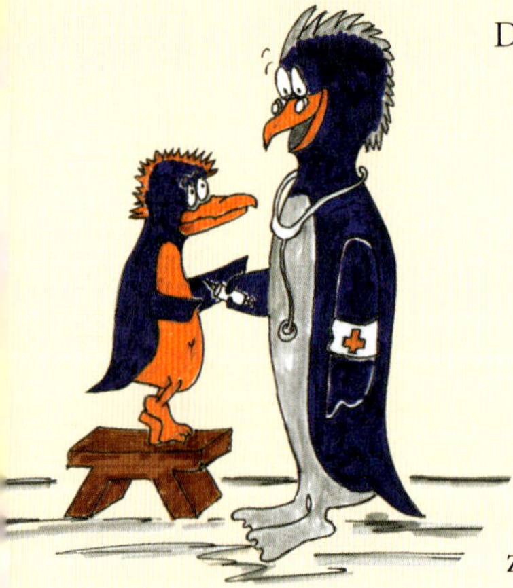

Dieser Mann kam in die Praxis und meinte: »Mach mich fit für den Marathon, ich habe eine Achillessehnenentzündung.« Wir duzten uns, da er ein Freund von mir ist. Ich fragte ihn, ob er denn schon trainiert hätte, denn was ich da sah, sah nicht so aus wie einer, der gerade voll im Training steht. Er war zu dick, zumindest für einen Sportler, hatte ein rotes Gesicht, und ich fragte ihn nach seinem Blutdruck. 180/140 hätte sein Arzt ihm gesagt. Der normale Wert ist 120/80. Ich habe mir dann seine Achillessehne angeschaut, die dick und entzündet war. Dann fragte ich ihn nach seinen Ernährungsgewohnheiten und bat seinen Arzt, ein paar Blutwerte zu bestimmen. 4 Tage später informierte mich sein Arzt, und wir wussten mehr: Das Homocystein und die Triglyceride waren viel zu hoch. Diese Werte versprechen nun wirklich nicht, dass man erfolgreich, am besten noch lebend, einen Marathon zu Ende läuft.

Der Heilpraktiker Uwe Karstätt schreibt in seinem Buch »Die sieben Revolutionen der Medizin«, dass die Werte von Homocystein und Triglyceriden sehr verlässliche Werte sind, um die Gefahr von Schlaganfall, Herzinfarkt, Diabetes, Krebs oder Demenz zu bestimmen. Der Arzt meines Patienten meinte, er sei nicht weit entfernt von einem beginnenden Diabetes, einem drohenden Schlaganfall oder Herzinfarkt bei Überlastung. Der Vater des Patienten verstarb ganz plötzlich mit 60 an einem Herzinfarkt, ohne vorher irgendwelche Beschwerden gehabt zu haben. Auch solche Faktoren zu berücksichtigen ist wichtig. Anhand der Blutwerte war schließlich zu erklären, warum der Patient trotz des vielen Trainings nicht abnahm und warum die Muskeln streikten. Durch den permanent hohen Insulinspiegel kann der Körper bei Belastung seine Energie nicht aus den Fettreserven beziehen, wenn die begrenzten Kohlenhydratvorräte aufgebraucht sind. Vielmehr fängt er an, wertvolles Eiweiß aus den Muskeln zu knabbern, um weiterhin die Leistung bringen zu können. Die angeknabberten Stellen werden sofort mit Fettzellen aufgefüllt, der Muskel verfettet auf Dauer und kann nicht mehr arbeiten, da die Nährstoff-, Sauerstoff- und Wasserversorgung nicht mehr gewährleistet sind. Es kommt zu Entzündungen, Rissen und Schmerzen. Nur wenn genug Eiweiß mit der Nahrung aufgenommen wird und der Insulinspiegel niedrig gehalten wird, kann der Sportler einen Marathon laufen. Beim Laufen verbrennt er Fett und braucht seine Kohlenhydratreserven nicht auf. Fette liefern mehr als zweimal so viel Energie wie Kohlenhydrate. Ein Top-Marathonläufer erhält 20-mal mehr Energie in Form von Fett.

Die Lösung

Die passende Ernährungsumstellung für den Patienten lautete: weniger Fett, kein Alkohol, weniger schlechte, dafür mehr gute Kohlenhydrate. Der Arzt verschrieb ihm »Synervit«, um den Homocysteinwert zu senken (siehe Seite 149), und hoch dosierte Omega-3-Fettsäuren in Form von Fischöl, um den Triglyceridgehalt zu senken und den Stoffwechsel zu verbessern. Die Achillessehne wurde mit Physiotherapie behandelt. Eine Blutuntersuchung zur Kontrolle sollte nach 6 Wochen stattfinden.

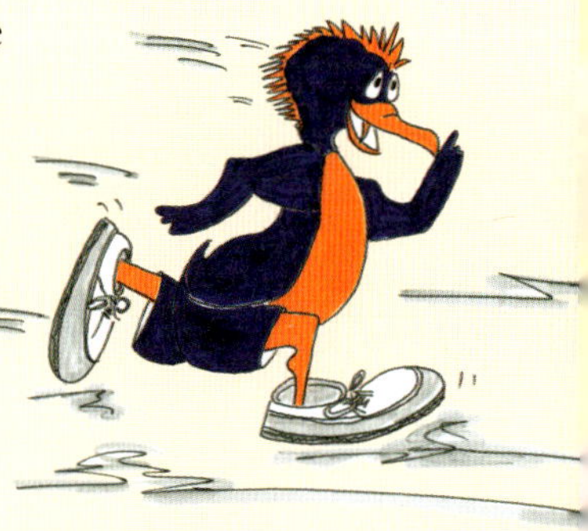

Feedback nach 3 Monaten

»Hallo, nachdem ich mit großen Widerwillen dann doch angefangen habe, mich an die neuen Ernährungskombinationen zu halten, und vor allem meinen Alkoholkonsum eingeschränkt habe, kann ich nach drei Monaten resümieren: Ich bin den Marathon ohne körperliche Beschwerden (nichts Außergewöhnliches) gelaufen und nicht als Letzter angekommen. Meine Blutwerte haben sich deutlich verbessert. Ich fühle mich im Ganzen belastbarer, leichter, und vor allem bin ich nicht mehr so aggressiv. Ich nehme das Fischöl weiter, denn das tut mir ausgesprochen gut, scheint wirklich was dran zu sein. Gut gemacht und danke.«

Siebte Patientin, ein Mädchen, 17 Jahre

Das junge Mädchen kam wegen Nackenverspannungen zu mir und erzählte mir, es habe seit Jahren immer Kopfweh. Ich fragte die junge Frau nach ihren Essgewohnheiten, und sie erzählte mir Folgendes: »Ich esse morgens nichts, gehe dann in die Schule, und so gegen 14 Uhr esse ich dann Nudeln oder Döner. Abends gibt es dann zu Hause etwas Warmes, meistens Nudeln mit Soße. Ich trinke viel, meistens Apfelschorle oder Cola.« Solche Tagesabläufe höre ich wirklich oft, gerade von Schülern und Studenten. Morgens nichts essen ist »in«, so scheint mir, hat aber gravierende Auswirkungen. Ich besprach mit dem Mädchen den möglichen Essensplan und behandelte sie physiotherapeutisch.

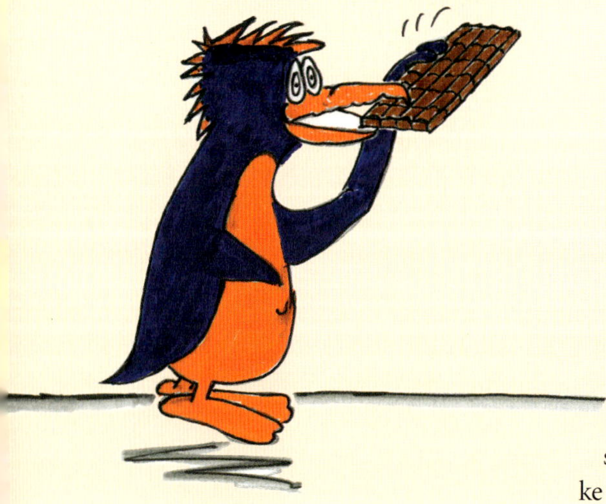

Feedback nach 4 Wochen

»Hallo Frau Sautter, ich fühle mich, als hätte ich ein neues Leben geschenkt bekommen. Nachdem Sie mir geraten haben, regelmäßig zu essen, hat sich alles verändert. Ich habe keine Kopfschmerzen mehr und muss nicht dauernd hungern. Ich frühstücke jetzt nach Ihren Vorschlägen, trinke viel mehr als vorher und vor allem Wasser. Ich habe zwei Kilo abgenommen, ohne zu hungern – im Gegenteil, ich habe gegessen. Vorher habe ich gehungert und nicht abgenommen. Ich esse jetzt sogar manchmal Schokolade und bekomme keine Kopfschmerzen. Ich bin so happy. Ich werde das weitererzählen und alle zu Ihnen schicken.«

Drei Studenten

Im Hof meiner Praxis fand eine Studentenparty statt, auf die ich spontan eingeladen wurde. Das Thema, das dort fast alle beschäftigte, war: Warum sind wir bloß in der Uni immer so müde? Während ich mir diese Unterhaltung anhörte, fragte mich einer der Studenten: »Kennen Sie sich damit aus?« Ich lud sie ein, sich bei mir in der Praxis einen kleinen Vortrag anzuhören. Sie waren interessiert, machten einen Termin und kamen zu dritt. Alle drei waren chronisch müde, und bei allen war schnell der Zusammenhang klar: Der Erste frühstückte morgens nichts, aß dann Süßes in der Uni, mittags Fastfood und abends oft nichts. Der Zweite frühstückte zwei Butterbrezen, aß mittags Süßes und abends zu Hause warm. Der Dritte frühstückte morgens ein großes Müsli, aß mittags Salat und nahm abends eine warme Mahlzeit ein. Alle drei tranken Apfelschorle den ganzen Tag, jeder etwa 1 Liter. Das ist total typisch für Studenten und Schüler: Nichts essen oder wenn, dann Kohlenhydrate und vor allem unregelmäßig, und sie trinken zu wenig und das Falsche – aber der Motor soll den ganzen Tag laufen. Wie denn? Nach meinem Vortrag waren sie sehr erstaunt und hoch motiviert.

Feedback nach 2 Monaten

»Hallo an Frau Sautter von uns Dreien. Wir können das alle zusammen schreiben, denn die Wirkung war und ist bei uns allen gleich: Wenn wir uns an die Frühstücksvorschläge halten, können wir eindeutig feststellen, dass wir in der Uni nicht mehr so müde sind. Da wir uns leider nicht immer an Ihre Ernährungsempfehlungen halten, denn wir vergessen oft einzukaufen, merken wir den Unterschied deutlich. Wir haben uns vorgenommen, das noch perfekter auszubauen, denn nicht so kaputt zu sein ist echt besser. Den Süßigkeitenkonsum haben wir reduziert, denn da merkt man es total deutlich, dass das nicht gut tut. Wir sind noch jung – wir arbeiten dran. Danke für die Informationen.«

Eine besondere Reaktion

Während des Schreibens dieses Buches gab ich das Skript einem Bekannten (49 Jahre), von dem ich schon wusste, dass er besonders kritisch ist. Ich bekam es zurück mit dem Kommentar: »Gefällt mir gut, wie du schreibst, und gib mir doch mal so Eiweißlinge und Fischöl«, keinerlei Kommentar über den Inhalt.

Feedback drei Monate später

»Also, ich war ja echt skeptisch mit dem, was du da geschrieben hast, und dachte: schon wieder so ein Buch. Ich habe es dann aber doch ausprobiert. Ich habe entweder Eiweiß zu den Mahlzeiten dazugegessen oder Eiweißlinge. Fischöl nehme ich jeden Morgen. Ich kann nur sagen: Also, es stimmt. Mir geht es auch besser. Ich habe kein Völlegefühl mehr nach den Essen und abends keine Heißhungerattacken mehr. Ich hatte manchmal Leistungseinbrüche, fühlte mich plötzlich schlapp und musste dann schnell ein Marmeladenbrot essen. Das habe ich überhaupt nicht mehr. Ich mache das weiter so, mit dem Fischöl und vor allem mit den Eiweißlingen, denn ich esse nicht zu jeder Mahlzeit Eiweiß. Das Ernährungskonzept hat mich echt überzeugt – und ich bleibe kritisch.«

Der Körper spricht zu uns ...

... er versucht es zumindest, oft verzweifelt. Wir hören ihm nur nicht zu, machen genauso weiter wie vorher, ignorieren die Zeichen und wundern uns dann, wenn es schlimmer wird. Der Körper ist klug und weiß genau, was er braucht. Wir müssen uns nur auf seine Sprache einlassen und versuchen, mit ihm zusammenzuarbeiten. Wir bestehen nun mal aus Körper, Geist und Seele. Alle drei wollen verstanden werden. Geht es dem einen Teil nicht gut, leidet auch der andere. Die Zeichen des Körpers können vielfältig sein: von Schmerzen über Herz-Kreislauf-Erkrankungen, von Schlafstörungen bis zur totalen Erschöpfung, von physischen Beschwerden aller Art bis zu psychischen Symptomen. Kopfschmerzen z. B. sind oft »nur« ein Zeichen für zu wenig Zucker oder Wasser, d. h. wir haben zu wenig getrunken oder zu viele Kohlenhydrate gegessen und haben einen niedrigen Blutzuckerspiegel. Auch bei Rückenschmerzen kann es sich um »lokalen Durstschmerz« handeln oder auch um zu viel Insulin. Man muss nur ganz genau fragen, dann kann man fast immer eine Analogie zum Ess-, Trink- oder Bewegungsverhalten feststellen. Wird dieses Verhalten dann verändert, verschwinden meist auch die Beschwerden, oder sie verändern sich insofern, dass andere Behandlungsmethoden greifen können. Einen Versuch ist es wert.

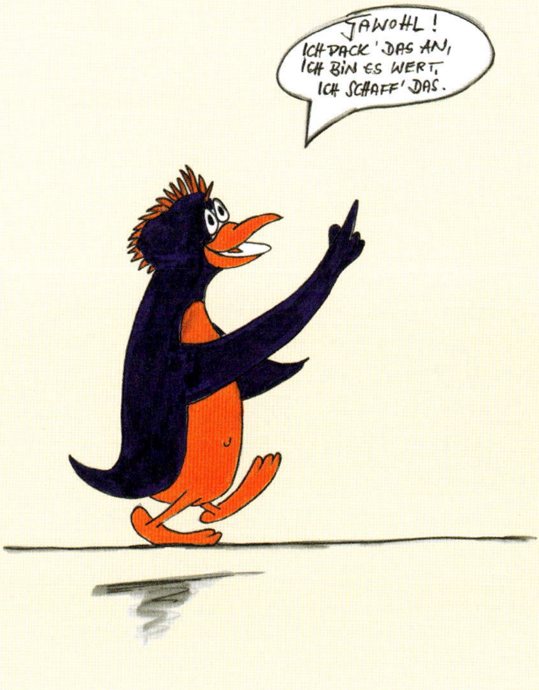

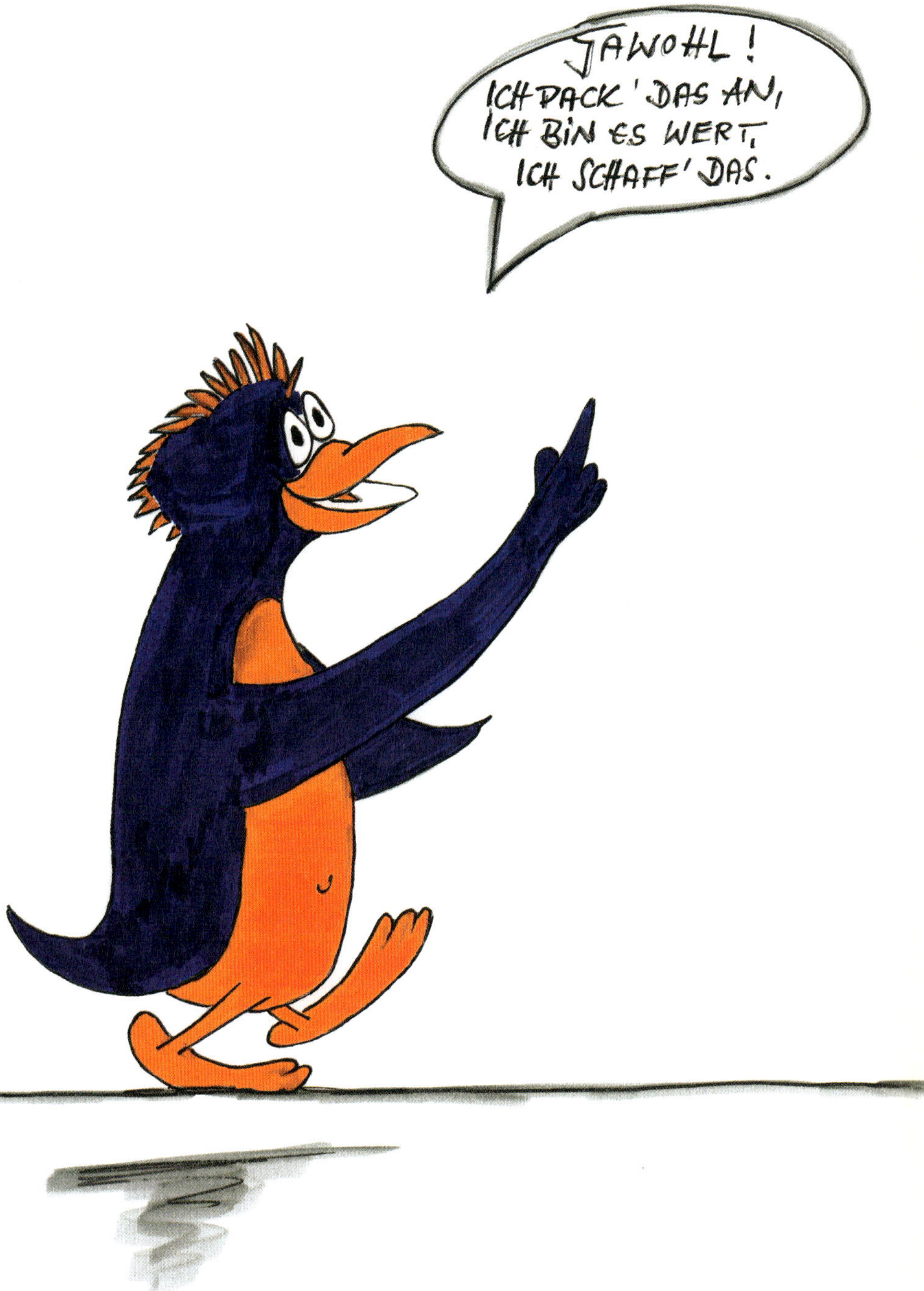
JAWOHL!
ICH PACK' DAS AN,
ICH BIN ES WERT,
ICH SCHAFF' DAS.

Sie haben die Wahl

Die Ernährung nach welleat steigert Ihre Lebensqualität, verbessert Ihre Gesundheit und lässt Sie leistungsfähiger werden. Nehmen Sie Ihr Leben in die Hand – Sie entscheiden selbst.

Der traurige Kloß hinter dem Brustbein

Dieses Kapitel ist nur für diejenigen, die mit dem Begriff »trauriger Kloß« spontan etwas anfangen können. Ich kenne aber niemanden, der den traurigen Kloß nicht ab und zu spürt, oder zumindest etwas Ähnliches in der Gegend des Brustbeins. Man muss nur ganz genau nachfragen. Plötzlich oder auch schleichend ist er wieder da: der traurige Kloß hinter dem Brustbein. Schwer, fest, ungreifbar und dunkel macht er sich bemerkbar. Was ist denn passiert, fragen Sie sich. Gestern war noch alles in Ordnung. Und heute, das ist ja fast wie ein ganz schreckliches Sonntagsgefühl, da ist so etwas Sinnloses, Machtloses oder Lustloses. Na ja, wird schon wieder weggehen, oder sollte ich vielleicht doch mein Leben ändern, meinen Partner verlassen oder einen neuen Job suchen? Tausend solcher Gedanken schwirren einem durch den Kopf, und einer davon ist schon mal ganz sicher richtig, und zwar der: etwas zu ändern.

Eine Ernährungsumstellung nach dem welleat-Konzept verhilft Ihnen auch zu einem positiveren Gefühlsleben.

Das Leben verändern

Der traurige Kloß hat etwas mit dem Mangel an Glücklich-Hormonen und mit zu vielen schlechten Eicosanoiden zu tun, also mit den negativen Folgen von schlechter Ernährung und Bewegungslosigkeit. Da kann man aktiv selber eingreifen. D. h., die Kompensation fällt weg, wenn man sich richtig ernährt und dadurch dem Gefühl mehr Raum gibt, sich zu äußern. Meist ist dann die Ursache des Kloßes nicht behoben, aber er fühlt sich leichter an, und wir bekommen die Möglichkeit und auch die Idee, den Kloß mal näher anzuschauen. Was ist mit dem? Was will er uns sagen? Warum brauchen wir den Kloß? Meist brauchen wir dazu jemanden, der sich damit auskennt, z. B. einen Therapeuten, der sich auf Basis systemischer Therapie die Ursachen des Kloßes betrachtet. Es ist auf jeden Fall eine große Bereicherung, sich seine Gefühle genau anzusehen, denn sie kommen nicht zufällig. Der Kloß bleibt nicht nur als Kloß da sitzen – er macht et-

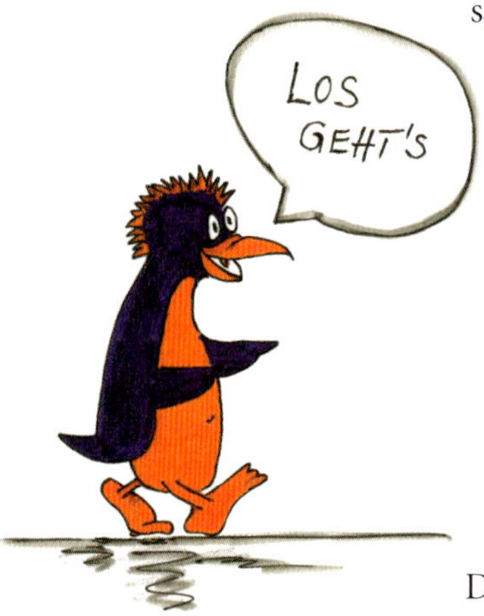

was mit uns. Die Gefühle, die mit ihm einhergehen, spiegeln sich in unserem Alltag wider: in Beziehungen, im Umgang mit uns selbst und in der Arbeit. Ich spreche aus eigener Erfahrung und aus der langen Beobachtung und Befragung meiner Patienten. Mehr über die systemische Therapie erfahren Sie unter www.welleat.de.

Sie haben die Wahl – Entscheiden Sie selbst

Probieren Sie es einfach aus, indem Sie eine Ernährung im hormonellen Gleichgewicht anwenden, sich mehr bewegen und somit selbst genügend gute Hormone produzieren. So reduzieren Sie die Produktion schlechter Eicosanoide, die unser Gewebe übersäuern und verhindern, dass wir uns im hormonellen Gleichgewicht befinden. Es lohnt sich und ist auf jeden Fall einen Versuch wert.

Achten Sie ganz bewusst auf die Folgen Ihrer Ernährung.

Bei der welleat-Ernährung geht es nicht darum, generalstabsmäßig alles umzusetzen, was man Neues gelernt hat. Wenn Sie den neuen Zustand der Harmonie für sich entdeckt haben, dann sollten Sie zunächst einmal versuchen, ihn zu halten. Irgendwann stellt sich ein Automatismus ein, sodass Sie intuitiv genau zu den Lebensmitteln und Kombinationen greifen, die Sie in diesen Zustand bringen – in den Zustand des optimalen Stoffwechsels, in dem alle guten Hormone gebildet werden, die Sie brauchen, um sich körperlich, geistig und seelisch gesund zu fühlen.

Versuchen Sie, den Unterschied zu spüren, wie es sich anfühlt, wenn Sie zum Frühstück ein Marmeladenbrötchen mit süßem Kakao zu sich nehmen oder wenn Sie zu einem Vollkornbrot mit Hüttenkäse oder zu Putenbrust und Avocado mit Zitrone greifen. Achten Sie darauf, wie Ihre körperliche und geistige Verfassung ist.

Tipp: Um sich die wichtigsten Erkenntnisse des Buches zu merken, lesen Sie das Inhaltsverzeichnis, und überprüfen Sie, ob Sie zu jeder Überschrift oder Zwischenüberschrift das Wichtigste zuordnen können.

Fast jeder spürt den Unterschied

Sollten Sie zu denen zählen, die sagen: »Es geht mir immer gleich, egal, was ich esse«, bitte ich Sie, trotzdem nach den welleat-Kriterien auf Ihre Ernährung zu achten, denn viele unnötige Erkrankungen, die man lange nicht bemerkt, können dadurch verhindert werden. Diese Erkrankungen entstehen nicht von heute auf morgen, sie entwickeln sich, sie brauchen Zeit – und der Nährboden einer jeden Krankheit ist eine ausgetrocknete, schlecht versorgte Zelle. Wenn Sie die Hauptkriterien von welleat verinnerlichen, leisten Sie einen großen Beitrag dazu, dass Ihre Zellen optimal versorgt sind. Wir müssen unseren Körper mit unserer Lebensweise unbedingt unterstützen, denn unser Leben ist ohnehin anstrengend genug. Sorgen Sie dafür, dass Sie selbst stabiler werden.

Selbstverantwortung

Sie haben die Wahl: Gewöhnen Sie sich nicht an einen schlechten Zustand – ändern Sie etwas. Jetzt!

Es wird Zeit, Selbstverantwortung zu übernehmen und nicht mehr zu hoffen, dass es jemand anders für einen »wegmacht«, heilt oder hilft. Damit will ich nicht andere Therapien infrage stellen, aber die Wartezimmer der Ärzte sind voll mit Patienten, die über Bauchschmerzen, depressive Verstimmungen, Verstopfung und Müdigkeit klagen. Oft kann der Arzt nicht helfen, aber eine Nahrungsumstellung würde es tun. Ich beobachte seit 14 Jahren die Leiden, mit denen Menschen zum Arzt gehen, und die wenigsten werden in den Arztpraxen gelindert, wenn es sich um Alltagsprobleme wie die genannten handelt. Die Alltagsbeschwerden können als Ursache eine falsche Ernährung haben, manchmal sind sie ein Hinweis auf eine Erkrankung. Auf alle Fälle sollten Sie den Arzt oder Heil-

Forschen Sie nach dem Warum

Das Leben wird leichter, wenn Sie sich erklären können, warum Sie sich wie fühlen. Wenn Sie ohne Eiweißausgleich eine Pizza mit Rotwein (reine Kohlenhydratmahlzeit) zu sich nehmen und danach müde sind, wissen Sie jetzt wenigstens, warum. Oder wenn sich mal wieder ein unangenehmes Gefühl einschleicht, vielleicht hinter dem Brustbein oder auch woanders, oder Sie aggressiv, lustlos oder ohne Grund tieftraurig sind: Überprüfen Sie, was Sie gegessen oder getrunken haben und wann Sie sich das letzte Mal ausgiebig bewegt haben. Sie werden einen Zusammenhang feststellen. Dann wissen Sie, wie es auch anders gehen könnte. Und das bringt Ihnen ungeahnte Freiheit: Denn Sie können selbst über Ihr Wohlbefinden entscheiden!

Das Geheimnis von welleat

1. Kombinieren Sie zu jeder Mahlzeit Kohlenhydrate, Eiweiß und gutes Fett.
2. Achten Sie darauf, welche Kohlenhydrate und Eiweiße Sie wählen, essen Sie möglichst nur gute.
3. Trinken Sie ausreichend Wasser.
4. Verwenden Sie nur unraffiniertes, unbehandeltes Salz.
5. Bewegen Sie sich, machen Sie Sport.

praktiker Ihres Vertrauens mit in Ihre Überlegungen einbeziehen. Ich appelliere an Ihren gesunden Menschenverstand: Übernehmen Sie Verantwortung für sich, und Sie können ein neues Gefühl der Gesundheit entdecken und sich und Ihre Bedürfnisse kennen lernen, sie ernst nehmen und diese auch leben. Sie sind es sich selbst wert. Ich wünsche Ihnen viel Erfolg und Spaß dabei!

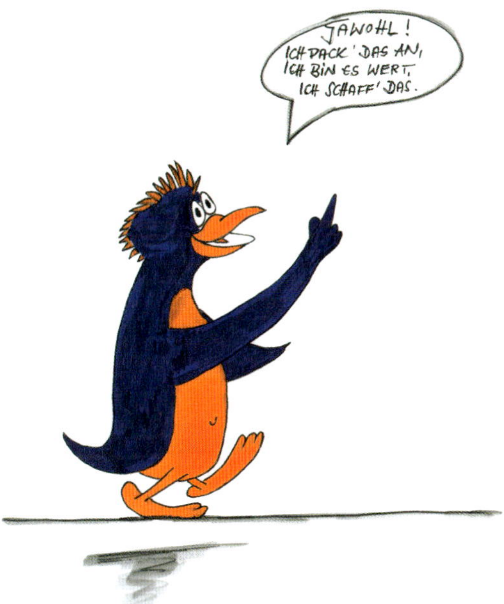

Auf einen Blick: was welleat leistet

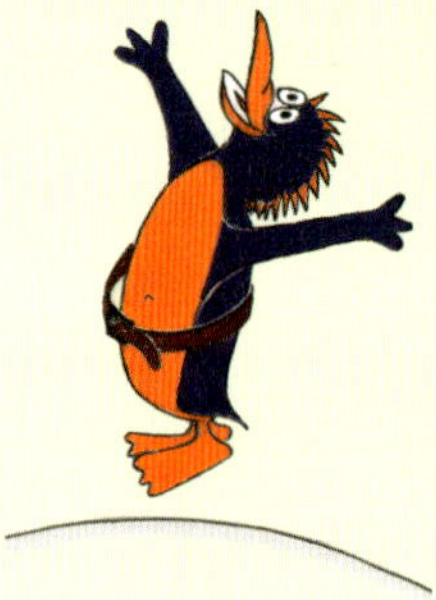

welleat informiert Sie darüber,

- warum Diäten nicht helfen, sondern der Garant für Übergewicht und Krankheiten sind,
- warum Sie nie wieder zu hungern brauchen, um schlank und gesund zu sein,
- warum Essen Schmerzen verursachen kann, und wie es geht, dies zu vermeiden,
- welche Fehler bei gängigen Ernährungsregeln gemacht werden und wie es anders geht,
- warum Apfelschorle, Spezi und Wasser nicht das Gleiche sind,
- warum Süßstoffe uns dick, krank und hungrig machen,
- warum Stress dick und krank macht und Schmerzen auslöst,
- warum die Etiketten auf Lebensmitteln wichtig sind,
- wie Müdigkeit entsteht.

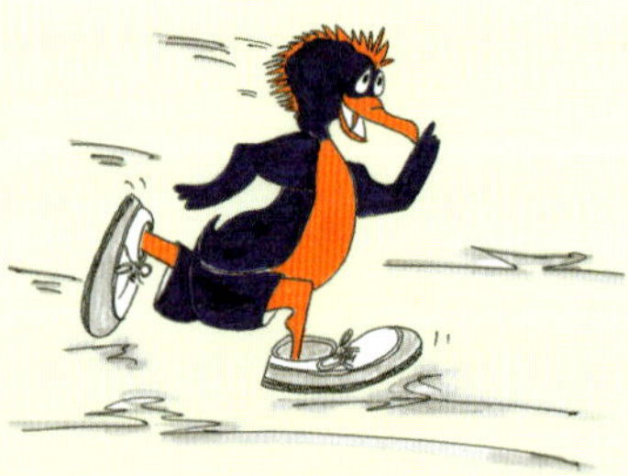

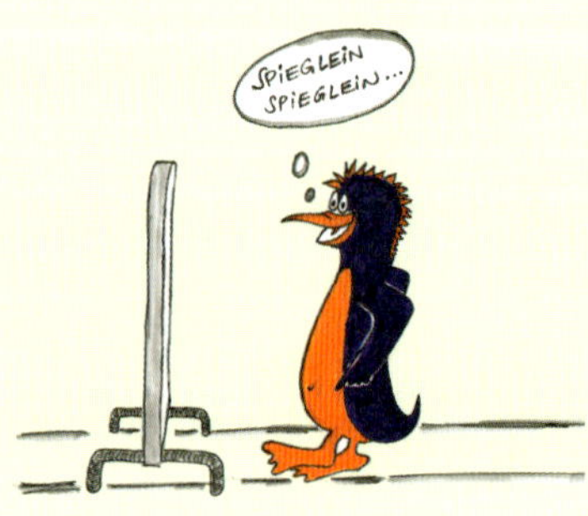

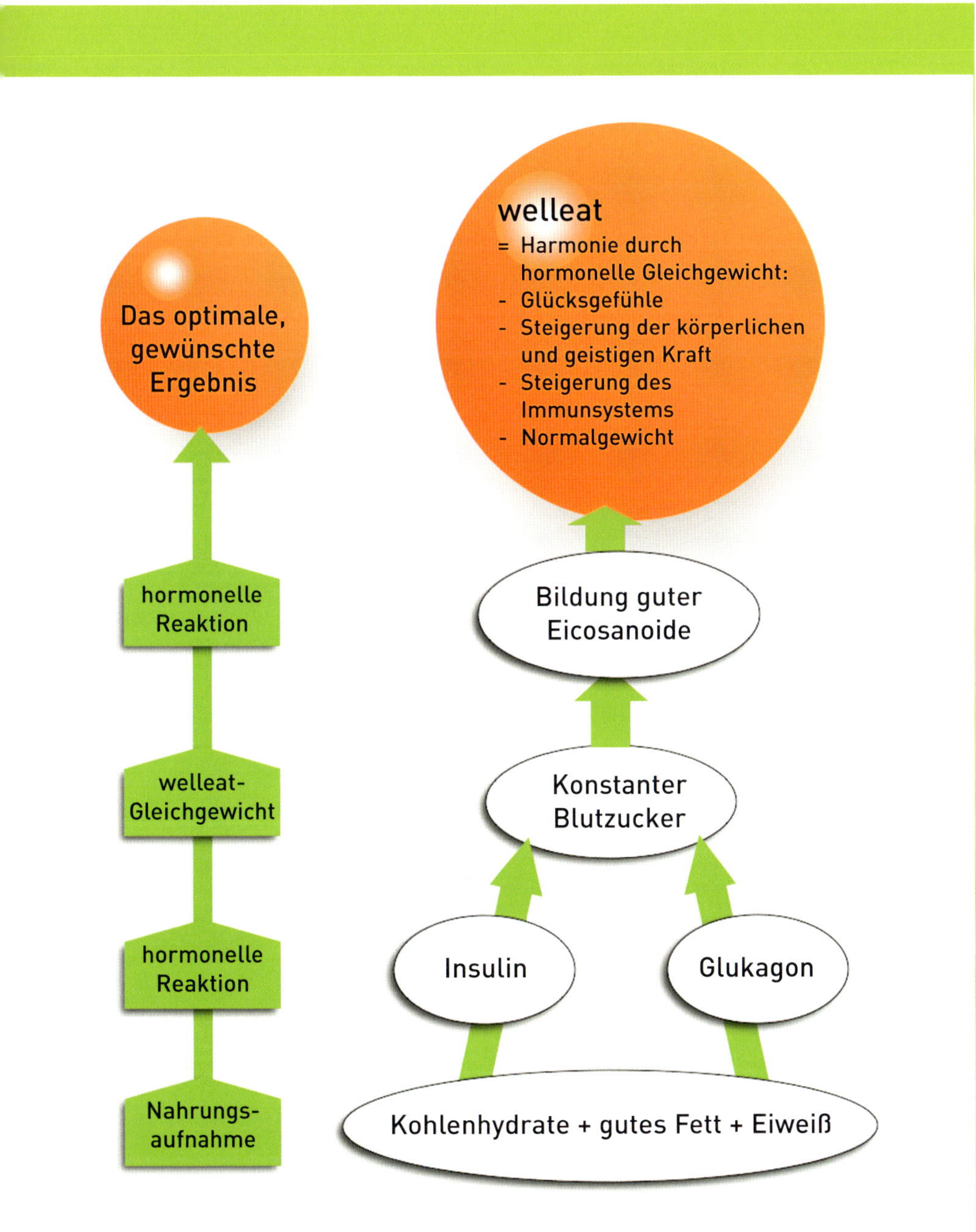
Das optimale, gewünschte Ergebnis
hormonelle Reaktion
welleat-Gleichgewicht
hormonelle Reaktion
Nahrungs-aufnahme
welleat
= Harmonie durch hormonelle Gleichgewicht:
- Glücksgefühle
- Steigerung der körperlichen und geistigen Kraft
- Steigerung des Immunsystems
- Normalgewicht
Bildung guter Eicosanoide
Konstanter Blutzucker
Insulin
Glukagon
Kohlenhydrate + gutes Fett + Eiweiß

Blutzuckerindex

Sehr hoher Index

- Baguette
- Banane
- Birchermüsli
- Brezel
- Cornflakes
- Eiscreme, fettarm
- Fertigkartoffeln
- Fertigreis
- Honig
- Karotten, gekocht
- Kartoffelbrei
- Kartoffelchips
- Kartoffeln aus der Mikrowelle
- Kartoffeln, gebraten oder geröstet
- Kekse
- Mais
- Mango
- Melone
- Papaya
- Pastinak
- Pommes frites
- Reis Crispies
- Reismehl
- Reispudding
- Reiswaffeln
- Rosinen
- Sirup
- Traubenzucker
- Weißer Reis
- Industrielimonade, gezuckert

Mittelhoher Index

- Ananas
- Basmatireis
- Bulgur
- Coca-Cola
- Eiscreme, fettreich
- Getreideflocken, gezuckert, raffiniert
- Grieß
- Haferkleie
- Hafermehl
- Industrielimonade, nicht gezuckert
- Kartoffelchips mit hohem Fettgehalt
- Konfitüre
- Maiskörner
- Mischbrot
- Orangensaft
- Pellkartoffeln
- Roggenbrot
- Roggenbrot mit Leinsamen
- Rote Bete
- Rüben
- Saccharose
- Schokoriegel
- Schokoriegel mit hohem Fettgehalt
- Toastbrot
- Vollkornmehl
- Vollkornreis
- Weißbrot
- Weißmehlprodukte
- Weizenschrot
- Weizenvollkornbrot

Niedriger Index

- Apfel
- Birne
- Bohnen, weiß
- Buchweizen
- Eiernudeln
- Erbsen
- Erdnüsse
- Fruktose
- Gerste
- Grapefruit
- Grüngemüse
- Joghurt
- Karotten, roh
- Kichererbsen
- Kidneybohnen
- Kirschen
- Kiwi
- Linsen, grün, braun
- Milch, vollfett
- Milchzucker
- Müsli ohne Zucker und Rosinen
- Orangen
- Pfirsich
- Pflaumen
- Popcorn
- Quinoa
- Roggen
- Sauerteigbrot
- Schokolade, schwarz (70% Kakao)
- Sojabohnen
- Tomaten
- Traubensaft

Danksagung

Ich danke meinem Mann für seine Liebe und seine Klugheit, mit der er mich begleitet und stützt. Ich danke meiner Kleinen, dass sie mir jeden Tag mein Herz öffnet, ich danke Meera für ihre große Unterstützung (ich bin glücklich, dass es Dich gibt). Vor allem danke ich meinen Eltern, die immer an mich geglaubt und mich unterstützt haben und mich zu der haben werden lassen, die ich bin. Ich danke allen, die mit unermüdlicher Kraft und großer Motivation an meinem Buch mitgearbeitet haben: Vor allem Mathias Voelchert und Heinz Kraxenberger sowie seiner Frau Carola Wetzel, Reinhardt Hess und Stefan Spang. Herrn Dieter Moog danke ich für die Telefonnummer. Lieber Hossi, vielen Dank für deinen Tipp.

Bezugsadresse von Produkten zur Ernährung nach dem welleat-Konzept finden Sie im Internet unter www.welleat.de

Literaturverzeichnis

Barry Sears, Das Optimum, Econ Verlag, 2003
Uwe Karstätt, Die 7 Revolutionen der Medizin, Titan Verlag, 2004
Hans-Ullrich Grimm, Die Suppe lügt, Knaur Verlag, 1999
Dr. Ulrich Strunz, Die Diät, Heyne Verlag, 2004
Prof. Dr. med. Olaf Adam, Omega-3 Fitness durch Fische und Öle, Naturaviva Verlag, 2004
Hendel/Ferreira, Wasser und Salz, Ina Verlag, 2004

Register

Disclaimer

Bei den hier beschriebenen Inhalten handelt es sich nicht um ärztliche Heilmethoden. Es wird keine Diagnose gestellt. Die Nahrungsumstellung und Nahrungsergänzungen erfolgen auf eigene Verantwortung. Die Erkenntnisse über die Aussagen dieses Buches wurden nach bestem Wissen und Gewissen wiedergegeben.

Die Informationen ersetzen nicht die Hilfe und den Rat eines Arztes oder Heilpraktikers. Es wird nicht empfohlen, gegen den Ratschlag eines Arztes oder einer bestehenden Therapie zu handeln. Der Verlag übernimmt keine Haftung für eventuelle Schäden oder Nachteile, weder für Personen-, Sach-, noch Vermögensleistungen, die aus den im Buch gegebenen praktischen Hinweisen resultieren. Alle Angaben in diesem Buch erfolgen daher ohne jegliche Gewährleistung oder Garantie seitens des Verlages oder der Autorin.

Dieses Buch kann der eigenen Reflexion dienen und einen Beitrag dazu leisten, durch Ernährungsumstellung die Selbstheilungskräfte zu aktivieren. Dabei handelt jeder auf eigene Gefahr, eigenes Risiko und eigene Verantwortung.